Dania Schiftan
Keep It Coming

DANIA SCHIFTAN MIT
CHRISTIANE STELLA BONGERTZ

# KEEP IT COMING

Guter Sex ist Übungssache

Mit 13 farbigen Abbildungen

PIPER

*Mehr über unsere Autorinnen, Autoren und Bücher:*
*www.piper.de*

Von Dania Schiftan liegen im Piper Verlag vor:
Coming Soon
Keep It Coming

Inhalte fremder Webseiten, auf die in diesem Buch (etwa durch Links) hingewiesen wird, macht sich der Verlag nicht zu eigen. Eine Haftung dafür übernimmt der Verlag nicht.
Das Zitat auf S. 5 stammt aus dem Song »You Can Get It If You Really Want« von Jimmy Cliff, veröffentlicht 1970.

Mit Beiträgen von Paar-, Familien- und Sexualtherapeut Frank Mielke.
www.sexualtherapie-mielke.de

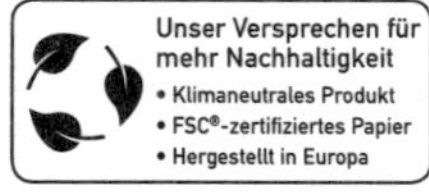


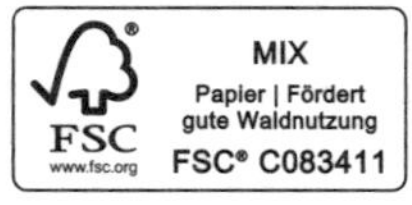


ISBN 978-3-492-06199-5
2. Auflage 2024

Illustration: Martina Frank, München
Satz: Eberl & Kœsel GmbH & Co.KG, Altusried-Krugzell
Gesetzt aus der Scala
Litho: Lorenz & Zeller, Inning am Ammersee
Druck und Bindung: CPI books GmbH
Printed in the EU

*You can get it if you really want*

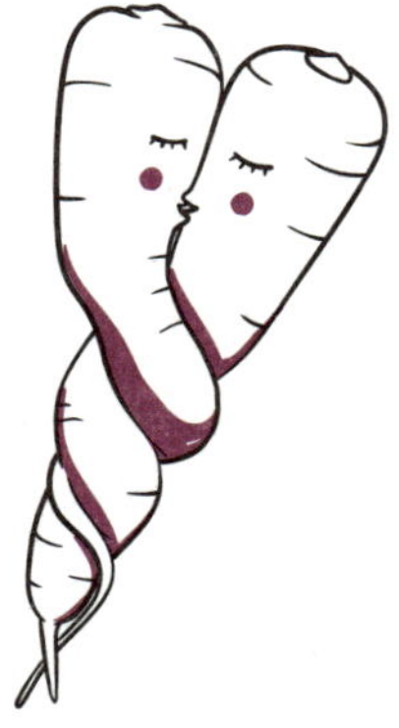

# Inhalt

# Ein Quickie zum Einstieg: Das erwartet dich in diesem Buch

Dieses Buch soll dich befreien. Vom Gedanken, dass du dich mit Sex zufriedengeben musst, den du – zum Beispiel – als »mittelmäßig«, »schlecht«, »nicht mehr aufregend«, »noch nie aufregend«, »eingefahren« oder vielleicht auch als »ganz okay, aber nicht berauschend« bezeichnen würdest.

Der Ausweg aus dieser Situation, die oft als Dilemma wahrgenommen wird, ist dabei vielleicht überraschend. Denn er besteht nicht darin, sich einen aufregenderen neuen Partner oder eine Partnerin zu suchen, eine Affäre einzugehen, beim Sex immer den Lieblingsfilmstar zu visualisieren oder nur häufig genug das Mantra »Es macht Spaß! Es macht Spaß!« zu summen. All das kannst du natürlich machen, wenn du willst. Aber es wird das Problem vermutlich – wenn überhaupt – nur vorübergehend lösen.

Ob du es glaubst oder nicht, du kannst tatsächlich befriedigenden, schönen Sex erleben, wenn du weiter mit dem Menschen schläfst, der seit fünf, zehn, zwanzig, dreißig Jahren oder länger an deiner Seite weilt und an dem dein Herz hängt – auch wenn dieses Herz nicht mehr automatisch ein Feuer in deiner Unterhose entfacht, sobald du ihn oder sie nur ansiehst. Genauso kannst du mit dem Date aus dem Netz, das in allen Lebensbereichen perfekt zu dir passt, während es »nur« bei der körperlichen Passung zu haken scheint,

Sex haben, der dich glücklich macht. Und du kannst erfüllenden Sex erleben, auch wenn du bisher das Gefühl hattest, dieses »Glück« bleibe dir verwehrt.

Das klingt zu schön, um wahr zu sein?

Ist es nicht!

Guter – also spannender, schöner, erfüllender, befriedigender, ausgleichender – Sex ist nämlich eben kein Zufall, Schicksal oder nur frisch verliebten Paaren beschert. Guter Sex ist ganz einfach eins:

*Eine Sache der Übung!*

Selbstverständlich ist dieser Grundsatz nicht gleichbedeutend mit: Du musst mit irgendwem Sex haben, wenn du es nicht (mehr) möchtest. Bei dieser Art von Übung geht es nicht nur um Techniken, sondern um sexuelle Empfindungen, um Erregung und Genuss und darum, wo und wie im Körper du diese Dinge spürst. Du kannst dir, wenn du das möchtest, tatsächlich eine völlig neue Welt der Sexualität erschließen. Du kannst sie nach deinen Wünschen gestalten und so formen, dass sich sexuelle Schwierigkeiten mit dem Partner oder der Partnerin nicht in Luft, sondern in Spaß auflösen.

Ich werde dir zeigen, wie das funktionieren kann. Im ersten Teil dieses Buches erfährst du zunächst Grundsätzliches darüber, wie Muster sexueller Erregung und sexuellen Genusses entstehen und warum und wie sie veränderbar sind. Außerdem kannst du mithilfe eines Tests bestimmen, wo du momentan sexuell stehst – und wo du hinmöchtest. Im zweiten Teil erfährst du, aus welchen zehn Bauelementen eine erfüllte Sexualität besteht – du kannst diese zehn Bausteine wie einen kleinen Kurs betrachten und auch als Checkliste, welchen Baustein du vielleicht noch etwas stabiler verankern möchtest. Auf konkrete Schwierigkeiten und die praktische

Anwendung der einzelnen Elemente gehe ich dann im dritten Teil des Buches mit Beispielfällen aus meiner Praxis ein.

Wie du das Buch liest, bleibt dir überlassen: Du kannst es ganz klassisch von vorn nach hinten lesen. Wenn du ein ganz bestimmtes sexuelles Problem hast, funktioniert es aber auch ganz hervorragend, direkt dort nachzuschlagen, wo es um dieses spezielle Thema geht – das Inhaltsverzeichnis ist dabei dein Wegweiser.

Ein wichtiger Hinweis noch zum Schluss: Dieses ist mein zweites Buch, nach meinem Bestseller *Coming Soon*. Darin weise ich den (vorwiegend) weiblichen Leserinnen in zehn Schritten den Weg zu einem Orgasmus durch Stimulation der Vagina. Auch bei sexuellen Problemen, die Paare betreffen, sind es (leider) nach wie vor meist Frauen, die sich Rat suchen. Darum nehme ich auch in diesem Buch vorwiegend die weibliche Perspektive ein – mit Gewinn lesen kann es selbstverständlich jeder und jede. Männliche Mitleser, auch heimliche, finden in den Ausführungen meines Kollegen Frank Mielke in »Von Mann zu Mann«-Kästen den spezifischen Blick eines (Fach-)Mannes.

Zur Schreibweise noch folgende Anmerkung: Aus Gründen der Grammatik und Lesbarkeit habe ich mich nach langer Überlegung und vielen, zum Teil hitzigen Diskussionen mit Autorenkolleginnen und -kollegen schweren Herzens gegen Schreibweisen mit Binnen-I, Sternchen oder Gendergap entschieden. Diese schätze ich vor allem in kürzeren Texten und Artikeln sehr und finde sie dort auch praktikabel, aber ich habe festgestellt, dass diese Schreibweisen im Rahmen eines Buches an Grenzen stoßen. Da es mir ein großes Anliegen ist, selbstverständlich alle zu inkludieren, habe ich zuweilen längere Sätze in Kauf genommen oder, wo es ging, neutral umformuliert. Denn: Love is love, egal, wer sie für wen empfindet.

In diesem Sinne: Los geht's!

# Teil 1

## Woher komme ich, wo stehe ich, was will ich oder: Der Sex deines Lebens – früher, jetzt und in Zukunft

*Hast du dich schon mal gefragt, warum dich Bestimmtes erregt – und anderes so gar nicht? Wieso du am besten auf eine bestimmte Art und Weise zum Orgasmus kommst, während andere Menschen da ganz anders ticken? Auf den folgenden Seiten erfährst du Grundlegendes darüber, wie sexuelle Vorlieben und Erregungsmuster entstehen. Außerdem gibt es einen Test, mit dessen Hilfe du bestimmen kannst, wo du sexuell stehst – und bekommst Anregungen, wie du vielleicht dein zukünftiges Sexleben gestalten könntest. Denn nur, wenn du weißt, wohin du willst, kannst du dich dorthin auf den Weg machen.*

# 1 Von nichts kommt nichts und von viel kommt viel: Was du wissen solltest, wenn du mit diesem Buch deinen Sex auf ein neues Level heben möchtest

Vielleicht hast du das auch schon erlebt: Nach Monaten oder Jahren mit demselben Menschen an der Seite wird der Sex seltener und ist vielleicht oft auch nicht mehr ganz so überwältigend wie am Anfang. Geschieht das, lautet eine verbreitete Annahme:

*Das ist eben so, da kann man nichts dran ändern, das Feuer der Leidenschaft währt nun mal nicht ewig.*

Von den zwei Aussagen in diesem Satz stimmt eine, die andere nicht. Nur die zweite Aussage ist korrekt.

Die überwältigende Leidenschaft vom Anfang einer Beziehung verliert sich tatsächlich irgendwann, ob wir das wollen oder nicht. Eines Tages, oft schon nach ein paar Monaten, tauchen wir langsam wieder auf aus dem rauschhaften Zustand, in dem wir nicht voneinander lassen können. Auch, wenn wir bis über beide Ohren verschossen sind und uns das überhaupt nicht vorstellen können. Doch im vorübergehenden Zustand der Verliebtheit (nicht zu verwechseln mit der langlebigeren Liebe) werden wir von körpereigenen Botenstoffen regiert. Dazu gehören zunächst Sexuallockstoffe wie Pheromone. Die Pheromone sind geruchlose Sexuallockstoffe, die über die Nase entschlüsselt werden. Sie bestimmen, ob »die Chemie stimmt« oder nicht, denn sie vermitteln unserem Körper Informationen über das Immunsystem unseres Gegenübers. Genauer gesagt: über dessen Major Histocompatibility Complex (MHC), das ist eine Gruppe von Genen in der DNA, die für die Immunabwehr zuständig ist. Je unterschiedlicher der MHC (biologischer) Eltern, umso besser wäre potenzieller Nachwuchs vor Krankheiten geschützt, weil das hypothetische Baby eine größere Bandbreite schützender Immungene vererbt bekäme. Darum wirkt ein auf MHC-Ebene besonders unterschiedlich ausgestattetes Gegenüber attraktiver auf uns als eines, das uns in dieser Hinsicht ähnlich ist.

Doch zurück zur Verliebtheit: Hat es uns erwischt, wird vor allem der Neurotransmitter Dopamin aktiv und stößt die Ausschüttung von high machenden Endorphinen aus Hirnanhangdrüse und Hypothalamus an. Entscheidend dabei ist: Dieser körpereigene Chemiecocktail kann unsere sexuelle Erregung stark fördern, in vielen Fällen scheint sie wie von selbst zu kommen. Darum haben frisch Verliebte oft den Eindruck, perfekt zueinander zu passen und seelisch wie körperlich füreinander bestimmt zu sein. Doch wenn sich dann die hormonelle Übersteuerung nach einiger Zeit wieder legt, der Reiz des Neuen einer Gewohnheit weicht und vielleicht die Freude am Aufbau eines gemeinsamen Lebens auch nicht mehr so euphorisierend wirkt wie am Anfang, macht das oft Platz für eine gewisse Ernüchterung. Auf einmal ist da der Eindruck, man habe sich irgendwie geirrt und passe vielleicht körperlich und auch sonst doch nicht so gut zusammen wie anfangs gedacht. Hier kann ich – zumindest in den meisten Fällen – Entwarnung geben. Es ist nämlich nicht »eben so«, dass Sex zwangsläufig langweiliger oder seltener werden muss und man nichts daran ändern kann. Das liegt vor allem an einer Tatsache, die ich schon kurz angesprochen habe:

*Sexuelle Erregung und sexueller Genuss sind individuell erlernt!*

Moment mal, denkst du jetzt vielleicht, wie kann denn das sein: Wir sind doch alle zunächst einmal biologisch sehr ähnlich ausgestattet: als Frau geborene Menschen mit bestimmten Sexualorganen und als Mann geborene Menschen mit anderen bestimmten Sexualorganen. Das ist richtig. Aber wenn diese biologische »Hardware« entscheidend wäre, wie ist dann zu erklären, dass manche Frauen allein dann zum sexuellen Höhepunkt kommen können, wenn ihre Klitoris – oder genauer gesagt: das obere Ende der Klitoris, das nur den kleinen sichtbaren Teil des hauptsächlich unter der Haut liegenden Organs ausmacht – stimuliert wird, während andere Frauen auch einen Orgasmus erleben, wenn sie mit der Vagina einen Penis oder vielleicht auch ein Sextoy aufnehmen? Weshalb gibt es Männer, die sehr schnell so erregt sind, dass sie einen Samenerguss bekommen, während andere viel mehr Zeit benötigen? Warum sind manche Menschen am Ohrläppchen besonders erregbar und andere in der Kniekehle? Warum stehen einige auf Lack und Leder und andere nicht?

Versteh mich nicht falsch: Nichts davon ist besser oder schlechter als das andere. Ein durch Stimulation der äußeren Teile der Klitoris ausgelöster Orgasmus ist genauso gut wie einer, der durch Stimulation der Vagina entsteht, ein schneller Samenerguss nicht schlechter als ein nicht so schneller und ein Ohrläppchen ist ein ebenso wunderbarer Ort, um Erregung zu spüren, wie eine Kniekehle. Immer vorausgesetzt, den zugehörigen Menschen und denjenigen an ihrer Seite geht es damit gut. Ist das aber nicht der Fall, ist es hilfreich zu wissen, dass Erregungsmuster veränderbar sind.

Denn all diese Muster und Vorlieben haben eines gemeinsam: Sie sind das Ergebnis der individuellen sexuellen Geschichte der betreffenden Person.

Doch der Reihe nach!

## Körperteile und -bereiche, die benutzt und berührt werden, werden empfindsamer

Es gibt bestimmte Körperbereiche, die bereits von Natur aus empfindlicher sind als andere. Dazu gehören zum Beispiel die Klitoris, die Eichel des Penis, die Lippen, die Zunge und die Fingerspitzen. Sie verfügen über mehr Sinnesrezeptoren als andere Körperbereiche und ihnen entsprechen größere Areale in der Großhirnrinde als andere. Dazu gleich mehr.

Die Zahl der Sinnesrezeptoren, mit denen wir Sinneseindrücke aufnehmen, ist nicht veränderbar. Das bedeutet aber nicht, dass wir auf dieses Basisprogramm festgelegt sind. Denn etwas anderes ist veränderbar: Die synaptischen Verbindungen zwischen den Nervenzellen (Neuronen), welche die Impulse von den Sinnesrezeptoren zum Rückenmark und von dort gleich wieder zurückschicken oder sie zum Gehirn weiterleiten. Als Synapse wird die Verschaltung zweier Nervenzellen oder auch zwischen einer Nervenzelle und Muskelzelle oder Nervenzelle und Sinneszelle bezeichnet. Im Gegensatz zu den Nervenzellen selbst, die sich nach ihrer Entstehung im frühkindlichen Alter nicht mehr oder nur in begrenztem Maß neu bilden können, sind neue Verschaltungen zwischen Neuronen bis ins hohe Alter möglich – im Gehirn wie auch im Körper.

Wann immer ein bestimmter Körperbereich berührt wird, schickt er über Nervenbahnen die Information über diese Stimulation an einen der Körperstelle zugeordneten Bereich im Gehirn. Erst dort wird die Stimulation dann bewertet, als eine bestimmte Wahrnehmung interpretiert und gegebenenfalls eine Reaktion eingeleitet.

Dabei ist eine Empfindung nicht das Gleiche wie eine Wahrnehmung. Der Druck deines Shirts auf deiner Haut wird zwar zunächst insofern empfunden, als die Sinnesrezeptoren eine Information ans Gehirn schicken. Das Gehirn bewertet diese Empfindung anschließend aber meist als irrelevant, denn sie erfordert keine Reaktion. Darum »rechnet« es sie »weg«: Du nimmst das Shirt die meiste Zeit nicht wahr. Jedenfalls so lange nicht, bis du dich darauf konzentrierst oder das Shirt zum Beispiel unangenehm an deiner Brustwarze schabt. Ein solcher Filter ist sinnvoll, denn sonst würde uns die schiere Vielzahl der Eindrücke überwältigen, die den ganzen Tag über auf uns einprasseln.

Auf der anderen Seite gilt aber auch: Wenn du dich auf einen Bereich fokussierst und ihn wiederholt bewusst berührst, etwa, indem du ihn massierst oder streichelst, kannst du ihn gezielt sensibilisieren. Dadurch steigerst du deine Wahrnehmungskapazität, du kannst mehr fühlen – wenn du willst. Nehmen wir zum Beispiel den als G-Punkt bekannt gewordenen, runden Bereich an der Oberseite der Vagina, er ist etwa so groß wie ein Zwei-Euro-Stück. Er heißt G-Punkt, weil er 1950 von einem Herrn Ernst Gräfenberg entdeckt wurde. Ist dieser Bereich Berührung nicht gewohnt, kann sie sich erst mal unangenehm anfühlen. So, als müsstest du pinkeln, weil der Bereich direkt an die Harnröhre grenzt. Berührst und massierst du den G-Punkt jedoch regelmäßig, kannst du mit wachsender Sensibilisierung besser differenzieren und die Berührung dort auch als erregend wahrnehmen.

Du kannst dir diese Sensibilisierung wie ein Seil vorstellen, das zunächst noch sehr dünn ist. Doch mit jeder Benutzung wird ein weiterer stabilisierender Strang hinzugeflochten. So wird das Seil immer stärker und Informationen können schneller und problemloser daran hinauf- und herabklettern.

Das ist allerdings noch nicht alles. Auch im Gehirn steigt mit häufigerer Stimulation einer bestimmten Körperstelle die Zahl der zugehörigen synaptischen Verbindungen und das bedeutet, dass dem jeweiligen Körperbereich mehr Platz in der Großhirnrinde zur Verfügung gestellt wird. Dem viel benutzten Daumen ist darum ein relativ großes Areal in der Hirnrinde zugeordnet, während dem vermutlich bei den meisten von uns deutlich weniger variabel eingesetzten kleinen Zeh ein kleinerer Bereich zukommt. Ganz anders sieht das aber bei jemandem aus, der für alle Tätigkeiten des täglichen Lebens seine Füße und Zehen benutzt. Das Training sorgt dann dafür, dass die neuronalen Bahnen stabiler werden und den Körperteilen, die zum Einsatz kommen, auch mehr Wahrnehmungskapazität eingeräumt wird. Dadurch funktionieren sie besser. Wenn du dir schon mal den Arm gebrochen hast, kennst du das vielleicht aus eigener Erfahrung. Wenn du plötzlich mit der Hand schreiben musst, die du normalerweise nicht benutzt, klappt das anfangs wahrscheinlich nur sehr eingeschränkt, mit der Zeit aber immer besser.

Das, was für unsere Hände und Finger oder Füße und Zehen gilt, gilt für unser Geschlecht und jeden anderen Punkt der Körperoberfläche genauso: Wird der betreffende Bereich durch Berührung und spezifische Aktion stimuliert, wird er auch sensibilisiert.

## Sexuelle Gewohnheiten bestimmen unser sexuelles Erleben

Ausgestattet mit diesem Wissen kannst du dir bereits denken: Dass du auf die eine oder andere Weise sexuell erregt wirst und zum Höhepunkt kommst und auf eine andere Art nicht, hat sehr viel mit deinen sexuellen Gewohnheiten zu tun.

Also damit, wie und unter Einbeziehung welcher Körperareale du dich selbst erregst und ob du dich dabei reibst, streichelst, Druck ausübst, Gleitgel oder Massageöl benutzt oder gern ein vibrierendes Sextoy verwendest. Denn all das hat Einfluss darauf, welche Typen von Sinnesrezeptoren angesprochen und welche Nervenbahnen ausgebaut werden – und eben auch, welche nicht. Darüber hinaus spielen auch deine Körperspannung und Atmung eine wichtige Rolle, dazu erfährst du später mehr.

Natürlich werden die individuellen neuronalen Schaltkreise der Erotik nicht nur geprägt, wenn du dich selbst erregst, sondern auch beim gemeinsamen Sex. Mit Sex meine ich dabei alles, was damit zusammenhängt: das Vorspiel, Petting, Knutschen, Anal- oder Oralsex – eben alles, was mit Berührungen einhergeht. Und selbst das greift noch zu kurz, denn theoretisch muss es sich nicht mal um eine Handlung mit sexueller Motivation drehen. Dein erotisches Empfinden kann auch von der Kopfmassage mit beeinflusst sein, die dir dein Friseur beim Haarewaschen verpasst, einer Gymnastikübung, die du im Fitnessclub regelmäßig machst, oder dem angenehm-erregenden Rütteln der U-Bahn, wenn sie durch einen Tunnel fährt. Die Möglichkeiten sind unendlich.

Betrachten wir aber einmal den Geschlechtsverkehr: Hier hat beispielsweise einen Einfluss, in welchen Stellungen wir vorwiegend miteinander schlafen (auch wenn »schlafen« der

Sache nicht ganz gerecht wird). Je nach Position kann die Körperspannung variieren und das beeinflusst unsere Empfindungen maßgeblich. Auch die Körperareale, die angesprochen werden, können je nach Position völlig andere sein. Genauso wichtig ist es, ob wir uns beim Sex, ob nun allein oder zu zweit, viel oder wenig bewegen und *wie* wir uns bewegen. Zu diesem Thema erfährst du bald mehr, denn Bewegung ist eine großartige Möglichkeit, das sexuelle Vergnügen zu modulieren und zu steigern.

Außerdem spielt es noch eine Rolle, ob du dich im Kopfkino mit etwas Aufregendem wie einer besonderen Fantasie oder Pornos stimulierst oder ob du einen speziellen Nervenkitzel suchst. Vielleicht gehst du ja gern auf Swinger-Partys oder hast am liebsten Sex mit Fremden oder unter freiem Himmel, wo dich andere entdecken könnten.

Und schließlich gibt es noch die sogenannten Anziehungscodes, also das, was du sexy und erregend findest an Sexualpartnern, Sexualpartnerinnen oder beim Sex. Diese Codes können das Aussehen betreffen, also ob du beispielsweise auf lange oder kurze Haare stehst, auf schlanke oder stämmige, blonde oder dunkelhaarige Menschen. Anziehungscodes gibt es aber auch auf allen anderen Ebenen der Wahrnehmung, sie können sich zum Beispiel auf Gerüche beziehen wie bestimmte Parfums oder auch darauf, wie sich etwas anfühlt oder anhört. Einige Menschen finden Bettwäsche aus Seide erotisch, andere werden von bestimmter Musik sinnlich angeregt oder es törnt sie an, wenn die Partnerin oder der Partner stöhnt. Das sind nur ein paar zufällige Beispiele, denn grundsätzlich kann alles, was sich im Zustand sexueller Erregung wahrnehmen lässt, zum sexuellen Signal werden. Das bedeutet, dass die zugehörigen neuronalen Pfade stabiler geworden sind und das entsprechende Signal zielgenau unsere »Erregungsknöpfe« drückt.

Was uns sexuell erregt, hat dabei häufig mit persönlichen Erfahrungen zu tun. Und manchmal mit ganz zufälligen Verknüpfungen. War dein erster Kuss wunderschön und erregend und dein Gegenüber roch dabei nach Rosenseife, kann es sein, dass du noch viele Jahre später den Geruch von Rosenseife erotisch findest. Und hatte der erste Mensch, in den du unsterblich verliebt warst, grüne Augen, ist es gut möglich, dass dich grüne Augen auch später noch schneller schwach machen als braune oder blaue.

Unsere Anziehungscodes sind auch oft davon geprägt, was uns gesellschaftlich als schön und sexy präsentiert wird. Siehst du in den Medien immer nur durchtrainierte und gestylte Körper, wirkt das unbemerkt darauf ein, was dir gefällt. In der Psychologie nennt man das den Mere-Exposure-Effekt. Das Thema Mode verdeutlicht sehr gut, wie sich unsere Augen an bestimmte Reize anpassen, auch wenn es dabei nicht um unmittelbare sexuelle Erregung gehen muss. Aber in einem weiteren Sinne beeinflusst Mode natürlich auch, was wir an uns selbst und anderen als anziehend empfinden. Ich erinnere mich zum Beispiel noch sehr deutlich daran, wie meine Schwiegermutter bei einem Familientreffen mit einem Leopardenpulli aufgetaucht ist und meine erste Reaktion völliger Unglauben war: Das kann man doch nicht anziehen! Doch plötzlich wurde der Leoparden-Look überall in den Modeläden angeboten, auf Pullis, Tops, Halstüchern und Leggings. Es hat drei Monate gedauert, bis ich gedacht habe: Ob ich so ein Paar Leo-Leggings auch mal anprobieren soll? Allein dadurch, dass ich ständig Leopardenmuster gesehen habe, die mir als etwas total Schönes verkauft wurden, haben sich meine Bewertung und auch meine Gefühle beim Anblick der Muster verändert.

Zurück zum Sex: Weil die meisten von uns auch beim Masturbieren und beim Sex mit einer Partnerin oder einem Partner »Gewohnheitstiere« sind, schleift sich mit der Zeit auf allen Ebenen der Sinneswahrnehmung ein bestimmtes Erregungsmuster ein. Oft haben wir eines Tages dann den Eindruck, nur so und nicht anders zu können. Wir scheinen ganz bestimmte Arrangements, Drumherums und Berührungen für unsere sexuelle Erregung zu brauchen. Bringt nun ein potenzieller neuer Partner oder eine neue Partnerin eine Art der Erregungssteigerung mit, die mit unserem eigenen Muster nicht kompatibel ist, kann das dazu führen, dass wir den Eindruck bekommen, körperlich nicht zusammenzupassen. Ein klassisches Beispiel ist etwa der schnell durch stakkatoartige Reibung des Penis zum Höhepunkt kommende Mann und gegenüber die Frau, die »lange braucht«, um einen Orgasmus zu erleben, und diesen auch nur erreicht, wenn sie auf bestimmte Art und Weise stimuliert wird, etwa durch Stimulation des Klitoriskopfes. Wenn er nun so mit ihr schläft, wie er es von der Selbstbefriedigung gewohnt ist – mit schnellen Stößen, ohne dass er die Klitoris zusätzlich berührt –, hat sie keine Chance, zum Höhepunkt zu kommen.

## Warum der kleinste gemeinsame Nenner keine gute Dauerlösung ist

Oft wird versucht, vermeintliche Kompatibilitäts-Probleme durch bestimmte Techniken und Tipps zu lösen, von denen das Internet und Zeitschriften überquellen. Da wird empfohlen, der Mann solle an etwas Abtörnendes denken, was seine Erregung immer wieder bremst. Oder der Penis solle in regelmäßigen Abständen »pausieren«, damit der daran hängende Mann nicht so schnell kommt und der/die Partner:in mehr Zeit hat, um Lust zu entwickeln. Ansonsten wird nichts verändert. Eine andere gängige Strategie ist es, dass sich die

Partner oder Partnerinnen unabhängig voneinander zum Orgasmus bringen, zum Beispiel mit Oralsex. Oder eine/einer befriedigt sich selbst, nachdem die/der andere gekommen ist. Wenn sich die Beteiligten damit gut fühlen, ist das natürlich in Ordnung. Oft werden solche Arrangements allerdings als zumindest teilweise unbefriedigend empfunden – wenigstens, wenn sie zur Dauereinrichtung werden. Ein selbst verordnetes Stop-and-go kann eine Erektion wacklig werden oder ganz verschwinden lassen, von der Lust ganz zu schweigen. Und einen genussvollen Flow entwickelt auch das Gegenüber dabei nicht, im Gegenteil: Weil es beim Rein-raus sowieso nicht kommt, kann die künstliche Verlängerung sogar nerven und das ist ein echter Lustkiller. Dazu kommt häufig das Gefühl, der oder dem anderen etwas zu schulden, wenn man selbst bereits »fertig« ist, obwohl man am liebsten genießen oder entspannen will. Wer aber den Fokus auf das Gegenüber legt statt auf das eigene Empfinden, verliert in der Folge häufig die Lust. Dann wird Sex zur Pflichterfüllung statt zur Spaßquelle.

Und das ist sehr schade.

Ich bin da eher für den Leitsatz:

*Lust hoch zehn statt kleinster gemeinsamer Nenner*

In diesem Buch ist die Herangehensweise an die Erfüllung sexueller Wünsche und Sehnsüchte eine andere. Du wirst hier keine lustfeindlichen Techniken – sogenannte antierotische Strategien – finden, mit denen du deine Erregung künstlich bremst. Ebenso wenig schlage ich dir Tricks und Patentrezepte vor, um dein Sexleben aufzupeppen. Die gibt es nämlich nicht, lust- und genussvoller Sex ist eine sehr individuelle Angelegenheit – wie gesagt. Darum zeige ich dir stattdessen, wie du deinen gewohnten sexuellen Erregungsmustern neue Muster hinzufügen und damit das Empfindungs-Repertoire deines Körpers erweitern kannst. Statt dich zu limitieren, um beim Sex auf den kleinsten gemeinsamen Nenner zu kommen, der niemandem so richtig gerecht wird, bekommst du die Möglichkeit, dir über deinen Körper neue Bereiche der Lust und des Genusses zu erschließen. Damit bereicherst du dein Sexleben. Du machst es größer, statt es an etwas Gegebenes anzupassen. So kannst du dein Sexleben schöner und wieder aufregender gestalten, auch wenn du keine direkten Probleme hast, aber dir einfach wieder mehr Genuss und Spaß wünschst statt immer nur die gleiche Nummer.

## Und wie genau erschließt man sich neue Erregungsmuster?

Um die Beantwortung dieser Frage dreht sich dieses Buch. Im hinteren Teil wirst du Lösungsansätze für häufige, spezifische Schwierigkeiten finden. Das Prinzip dahinter ist allerdings dasselbe, wie wenn du »nur« neuen Schwung in dein Liebesleben bringen möchtest. Es läuft immer auf die folgende vier Schritte hinaus:

- **Schritt 1: Den Status quo bestimmen**
  Um dich auf ein Ziel zubewegen zu können, musst du zunächst einmal wissen, von wo aus du losgehst. »Wo stehe ich?« bedeutet also konkret: Was sind meine Erregungs- und Genussmuster? Wie sehen die meines Partners oder meiner Partnerin aus? Wie sind sie entstanden? Falls du dich jetzt fragst, woher du das alles wissen sollst: Diese wichtigen Punkte beleuchten wir im nächsten Kapitel.

- **Schritt 2: Das Ziel festlegen**
  Du fragst dich: Wie möchte ich mich beim Sex zukünftig fühlen – körperlich, aber auch emotional – und wie nicht mehr? Vielleicht willst du ein bestimmtes Problem lösen, das dir derzeit noch die Lust verhagelt. Vielleicht willst du stärker beeinflussen können, wie schnell oder langsam du zum Höhepunkt kommst. Oder du möchtest Oralsex mehr genießen. In oder nach einer Schwangerschaft wieder ohne Erwartungsdruck Spaß am Sex entwickeln. Oder du wünschst dir, neue Möglichkeiten zu erschließen, wie der Paarsex wieder aufregender wird und weniger nach Schema F abläuft. Der Zielfindung widmen wir uns im übernächsten Kapitel.

- **Schritt 3: Den Weg zum Ziel planen**
  Jetzt entwirfst du einen Plan. Dieser Plan ist im Grunde nichts anderes als ein Trainingsplan. Denn: Guter Sex ist, wie der Untertitel dieses Buches bereits verrät, Übungssache. Dabei meine ich das mit dem Üben ganz wörtlich. Statt, wie in einigen Formen der Therapie üblich, erst einmal nach dem Top-down-Prinzip in der Psyche nach den Ursachen für sexuelle Probleme zu suchen, hat sich in meiner Erfahrung ein pragmatisches Vorgehen nach dem Bottom-up-Prinzip bewährt: Der Weg zu schönem Sex führt über den Körper. Nicht nur, weil der beim Sex eine tragende Rolle spielt, sondern weil der Körper untrennbar mit der Psyche verbunden ist. Nach den Thesen des »Embodiments« der modernen Kognitionswissenschaft ist er sogar ihre Voraussetzung. Der Kopf folgt also von ganz allein, wenn der Körper vorangeht. Selbst sexuelle Fantasien verändern sich, wenn der Körper anders stimuliert wird! Dieses Bottom-up-Prinzip hat einen ganz entscheidenden Vorteil: Du kannst sofort loslegen und musst nicht abwar-

ten, bis du durch Seelenforschung zu einem Ergebnis gelangst. Auch beim Erstellen deines ganz persönlichen Plans, mit dem du dich auf das zuvor festgelegte Ziel zubewegst, gibt dir dieses Buch konkrete Hilfestellungen. Du wirst die Bausteine kennenlernen, aus denen erfüllender, schöner, befriedigender Sex besteht. Zu jedem Baustein gibt es Übungen, die du einfach in deinen Alltag – und deinen Plan – integrieren kannst, falls du feststellst, dass dieser Baustein bei dir noch fehlt oder ein bisschen wacklig ist. Außerdem gebe ich dir im dritten Teil des Buches Impulse, mit denen du dich – oder deinen Partner oder deine Partnerin *und* dich – von typischen Problemen befreien kannst. Viele vermeintlichen Schwierigkeiten lösen sich schon in Luft auf, wenn nur du dich bewusster mit dir selbst und eurem gemeinsamen Sex befasst. Du gibst dann einen Impuls in euer gemeinsames Gefüge und stößt eine positive Kettenreaktion an. Leider funktioniert das nicht in jedem Fall. In einigen Fällen gehört darum trotz des gerade erwähnten Bottom-up-Prinzips zum Plan, zunächst mit deinem Partner oder deiner Partnerin zu sprechen. Bei größeren Paarschwierigkeiten ist es unerlässlich, dass er oder sie erfährt, was du gerne ändern willst und wo ihr oder sein Mitmachen erforderlich ist. Und dann entwerft ihr einen gemeinsamen Plan. Aber keine Angst: Selten ist dein Gegenüber völlig ahnungslos – meist wirst du offene Türen einrennen. Auch dazu mehr in Kürze.

- **Schritt 4: Üben, üben, üben**
  Möchtest du fließend Spanisch sprechen können, musst du üben. Zunächst zu Hause mit dem Vokabel- und Grammatikbuch, später dann im echten Leben. Am besten, indem du mit Spaniern in ihrer Muttersprache sprichst, das Gelernte also da anwendest, wo es konkreten Nutzen hat.

Willst du ein Ass im Tennis werden, reicht es nicht, ein Buch über die Technik durchzulesen und theoretisch zu wissen, wie der perfekte Aufschlag funktioniert. Du musst auf dem Platz trainieren. Erst mal allein mit der Ballmaschine oder einem Trainer, später dann im »richtigen« Spiel. Nur so prägen sich die Bewegungsmuster ein und funktionieren irgendwann ohne Nachdenken. Genauso ist das auch beim Sex: Der beste Plan bringt nichts, wenn du ihn nicht in die Tat umsetzt. Und zwar kontinuierlich. Je häufiger du übst, allein oder zu zweit, umso besser etablieren sich neue neuronale Verknüpfungen und neue aufregende Möglichkeiten tun sich auf. Du bewegst dich unaufhaltsam auf dein Ziel zu. Keine Sorge, das Üben muss nicht zeitaufwendig sein, regelmäßig ein bisschen ist viel besser als einmal ganz lange und dann gar nicht mehr. Ich mag in diesem Zusammenhang den Begriff der Mikrogewohnheiten: Täglich fünf bis zehn Minuten können oft schon einen Riesenunterschied machen.

# 2 Dein sexueller Erregungstyp und wie er sich auf dein Sexleben auswirken kann – oder: Wo stehe ich?

Stell dir vor, du möchtest fitter werden und engagierst eine Personal Trainerin. Sie wird dich erst einmal fragen, welche sportlichen Erfahrungen du bereits hast. Wahrscheinlich wird sie einen Fitness-Test mit dir machen, um herauszufinden, wie es um deine Kraft, Ausdauer und dein Reaktionsvermögen bestellt ist und wo diese Aspekte noch ausgebaut werden können. Erst auf Basis dieser Recherche kann sie dann ein für dich maßgeschneidertes Sportprogramm zusammenstellen.

Nun ist Sex glücklicherweise kein Leistungssport. Doch lässt man den Wettbewerbs-Aspekt außen vor, gibt es durchaus Parallelen. Dazu gehört zum Beispiel, dass befriedigender Sex genauso wie regelmäßiger moderater Sport entscheidend zum allgemeinen Wohlbefinden und zur körperlichen und psychischen Gesundheit beiträgt. Außerdem werden beim Sex genau wie beim sportlichen Training gezielt bestimmte Körperteile angesprochen, sensibilisiert und gestärkt und Reaktionen auf spezifische Reize werden verlässlicher. Wenn du regelmäßig zum Fußballtraining gehst, wirst du nicht nur insgesamt fitter. Du reagierst auch irgendwann ganz automatisch, sobald du einen Fußball auf dich zukommen siehst, ganz egal, ob der von vorn, von oben, von links oder rechts kommt. Du *weißt* nicht nur, wie du dich bewegen musst, um den Ball mit dem Fuß zu erwischen und ihn dem freien Spieler, den du im Augenwinkel wahrnimmst, zuzuspielen – du *tust* es einfach ohne Nachdenken. Und weil du nicht nur deine Reaktion, sondern auch die Muskeln deiner Beine und deine Ausdauer trainiert hast, sind deine Beine kräftig genug, um zum Ball zu rennen und ihn zu kicken, ohne dabei aus der Puste zu kommen.

So ähnlich ist das auch beim Sex und vor allem bei der Selbstbefriedigung: Die meisten Menschen haben nicht nur auf eine bevorzugte Art Sex mit anderen, sondern machen es sich auch auf eine bestimmte Art und Weise selbst. In diesem Fall trainierst du alles, was damit zusammenhängt, sehr gut. Hast du über viele Jahre eine bestimmte Technik entwickelt, um deine Klitoris zu stimulieren und dadurch zum Höhepunkt zu kommen, klappt das irgendwann ohne größere Schwierigkeiten. Dein Körper weiß, was Sache ist. Holst du dir seit deiner Kindheit gern mit deiner Hand »einen runter«, weiß deine Hand exakt, was sie tun muss und dein Penis reagiert zuverlässig.

Die Kehrseite: Was nicht gezielt trainiert wird, bleibt, wie es ist, und was nicht mehr trainiert wird, wird wieder schwächer. Um im Bild zu bleiben: Trainierst du beim Fußball gezielt deine Abstoßtechnik, wirst du nicht automatisch besser im Kopfball. Auch beim Sex trainierst du nur genau die Körperzonen, die du aktiv ansprichst, und alles andere nicht. *Use it or lose it*, benutze oder verliere es, der bekannte Grundsatz gilt beim Sport also genauso wie beim Sex. Doch keine Bange: Zum Glück gilt das nur so lange, bis wir uns entscheiden, das Training der vernachlässigten Bereiche (wieder) aufzunehmen und zwar auf möglichst variantenreiche Art und Weise.

Stell dir nun vor, ich wäre dein persönlicher Coach in Sachen Sex. Analog zu einem Fitness-Coach möchte ich zunächst herausfinden, was du an Gewohnheiten und Voraussetzungen mitbringst. Dazu stelle ich dir zuallererst eine Aufgabe:

Nimm dir heute Abend – oder wann immer du das nächste Mal die Möglichkeit hast – Zeit, dich selbst zu befriedigen beziehungsweise zu stimulieren. Das muss nicht mit den Händen geschehen. Wenn du dich sexuell erregst, indem du deine Genitalien anspannst, ist das genauso okay, wie wenn du deine elektrische Zahnbürste in eine Papprolle steckst und sie an dein Geschlecht hältst. Mache es bewusst genau so, wie du es gewohnt bist, und beobachte dich dabei sehr aufmerksam.

Diese Aufmerksamkeit – du könntest sie auch Achtsamkeit nennen – ist übrigens bereits eine sehr gute Übung dafür, dich wirklich auf Sex einlassen zu können. Je mehr du das übst, umso mehr Gelegenheit hat der Sex, wirklich Spaß zu machen. Denn er wird nicht gestört vom Gedanken an die Stinkesocken, die dein Partner in der Wohnung verstreut hat, oder deiner Sorge, jetzt bloß nicht zu früh zu kommen. Doch ich greife vor – bei dieser Übung ist das jetzt erst mal nicht das Entscheidende. Hier dient die Aufmerksamkeit erst einmal dem Sammeln von Informationen. Und zwar für …

## Der Erregungstypen-Test

Der folgende Test wird dir ein Verständnis dafür vermitteln, ob und wo deine sexuellen Gewohnheiten dich in deinem Erleben unterstützen oder begrenzen. Er gibt dir Impulse, wo sich Potenziale verbergen könnten, die nur darauf warten, von dir entdeckt zu werden und dein Liebesleben zu bereichern.

## Und so geht's:

Für den Test brauchst du einen Zettel und einen Stift. Notiere untereinander die Buchstaben A, R, S, W (wofür sie stehen, verrate ich dir später). Mach einen Strich bei dem/den Buchstaben, der/die hinter den auf dich zutreffenden Satzergänzungen steht/stehen. Findest du hinter einem ausgewählten Satz also beispielsweise ein S *und* ein R, machst du einen Strich bei S und bei R. Du kannst selbstverständlich auch mehrere Antworten auswählen, die meisten Menschen sind nicht eindeutig einem Typ zuzuordnen, es gibt vor allem Mischformen. Trifft von den genannten Alternativen keine zu oder ist kein Buchstabe hinter der von dir gewählten Antwort vermerkt, brauchst du auch nichts zu notieren.

Doch lass uns loslegen:

**Wenn ich mich selbst errege …**

*Antworten zum Thema Körperspannung*

… presse ich die Beine und/oder den Po zusammen und/oder drücke mich auf eine Unterlage (A)

… bin ich punktuell in einzelnen Körperteilen oder am ganzen Körper eher angespannt (A, R)

… bin ich mal angespannt, mal entspannt (W)

… bin ich die meiste Zeit eher entspannt, nur wenn ich mich zum Höhepunkt bringe, etwa mit einem Vibrator, spanne ich mich mehr an (S)

*Antworten zum Thema Dauer*

… ist die Sache meist sehr schnell erledigt – unter drei Minuten (A)

… geht das in der Regel relativ flott, zwischen drei und fünf Minuten (R)

… dauert es eher länger, fünfzehn, zwanzig Minuten und länger (S, W)

*Antworten zum Thema Körperposition*

... bewege ich mich räkelnd durchs ganze Bett (W, S)

... sitze oder hänge ich meist auf dem Sessel oder Sofa (R)

... liege ich gern auf dem Bauch (A)

... liege ich auf dem Rücken und bewege mich wenig (R)

... stehe ich häufig (A, R)

*Antworten zum Thema Pornos*

... schaue ich keine Pornos ( )

... nehme ich mir gerne Zeit, um einen ganzen Porno zu schauen (W, S)

... schaue ich nur Ausschnitte aus Pornos oder zappe (A, R)

... benutze ich gerne einen Vibrator oder etwas anderes, das vibriert (R)

*Antworten zum Thema Bewegung*

... bewege ich mich gern und rhythmisch mit eher großen, raumgreifenden Bewegungen des Beckens (W)

... bewege ich mich gern mit dem ganzen Körper, vor allem genießerisch räkelnd und ungezielt (S)

... bewege ich mich in der Regel kaum (A, R)

... bewege ich mich mit eher kleinen, räumlich begrenzten Bewegungen des Beckens (R, A)

*Antworten zum Thema Atmung*

... atme ich eher tief (S, W)

... atme ich eher flach (A, R)

... atme ich eher in die Brust (R, A)

... atme ich eher in den Bauch (W, S)

*Antworten zum Thema Technik*

... stimuliere ich meist meine äußeren Geschlechtsteile (R)

... führe ich mir oft einen Gegenstand oder meine Hand/

Finger ein, den/die ich nicht oder kaum bewege, denn ich möchte vor allem den Druck verstärken (A)

... führe ich mir meist einen Gegenstand oder meine Hand/Finger ein, den/die ich rhythmisch bewege (R)

... führe ich mir gern einen Gegenstand ein, auf dem ich mich durch Bewegungen meines Beckens rhythmisch bewege (W)

*Antworten zum Thema emotionales Erleben*

... fühle ich mich oft aggressiv oder angriffslustig (R, A)

... bin ich insgesamt meist positiv gestimmt (S, W)

... schäme ich mich oft oder manchmal (A, R)

*Antworten zum Thema innere Einstellung*

... lasse ich mir, wenn's geht, gern Zeit (S, W)

... will ich meistens schnell zum Höhepunkt kommen (R, A)

... möchte ich oft nur genießen und streichle mich – ob ich zum Höhepunkt komme, ist dann zweitrangig (S)

... lasse ich mich leicht ablenken (A, R)

... versinke ich ganz in meiner Erregung (W, S)

... weiß ich, dass ich fast sicher kommen werde (R, W)

... ist mir von vornherein klar: Es kann passieren, dass ich auch schon mal nicht komme (S, A)

*Antworten zum Thema Sensitivität*

... mag ich es, mich am ganzen Körper zu berühren (W, S)

... mag ich es, die Art der Berührungen zu variieren und bin experimentierfreudig (S, W)

... berühre ich eigentlich nur meine äußeren Geschlechtsteile und vielleicht noch die Brustwarzen (R)

... ist jede Berührung außerhalb von Klitoris/Penis zu viel (R, A)

… sind Berührungen zweitrangig, meine Erregung entsteht vor allem durch Druck und Muskelspannung (A)

*Antworten zum Thema Fantasien*

… habe ich tendenziell eher romantische Fantasien (S)

… habe ich tendenziell eher harte, manchmal gewalttätige Fantasien (A, R)

… stelle ich mir gerne irgendwas »Verbotenes« und Aufregendes vor, zum Beispiel Sex in der Öffentlichkeit (R, A)

… variieren meine Fantasien (W)

… habe ich keine Fantasien ( )

## Auflösung und Deutung des Ergebnisses

Zähle nun die Striche hinter den jeweiligen Buchstaben zusammen. Der Buchstabe, bei dem du die meisten Striche gesammelt hast, entspricht deinem derzeit vorwiegenden Erregungstyp. Hast du gleich viele – oder fast gleich viele – Striche bei mehreren Buchstaben notiert, bist du ein Mischtyp. Das ist, wie gesagt, völlig normal.

Du hast vielleicht beim Lösen des Tests gemerkt, dass du die Art der Stimulation änderst, wenn du deine Erregung steigern und/oder zum Höhepunkt kommen möchtest. Auch hier kann es sein, dass mehrere Erregungstypen auf dich zutreffen.

Lies zunächst den Text zu deinem persönlichen Erregungstyp oder deinen persönlichen Erregungstypen.

Anschließend lies bitte auch die Beschreibung der übrigen Erregungstypen, denn sie können dir Hinweise geben, was sexuell möglich ist und wo du hinmöchtest.

Toll ist es, wenn dein Partner oder deine Partnerin ebenfalls den Test macht. Wenn ihr dann eure Ergebnisse vergleicht, bekommt ihr Impulse, wo es vielleicht haken könnte – und was man daran machen kann.

Moment noch! Ein paar wichtige Hinweise habe ich noch, bevor du dich mit dem Testergebnis befasst:

**Kein Modus ist besser oder schlechter als der andere.**
Dein vorwiegender Erregungstyp oder deine vorwiegenden Erregungstypen beschreibt bzw. beschreiben lediglich deinen sexuellen Status quo.

Erregungstypen sind nicht genetisch festgelegt oder sonst irgendwie in Stein gemeißelt. Stattdessen sind sie Resultat der persönlichen sexuellen Geschichte und durch bewusstes Verhalten und Training höchst veränderbar.

Noch ein wichtiger Hinweis: Der Test ist zwar lose inspiriert von den Erregungsmodi im Konzept des Sexocorporel, mit dem ich in meiner Praxis arbeite, aber er ist nicht identisch damit. Auch die Begrifflichkeiten sind nicht identisch. Der Test erhebt auch keinen Anspruch auf Vollständigkeit, er ersetzt keine therapeutische Anamnese, sondern ist einzig und allein ein unterhaltsamer Weg der Selbstreflexion über deine momentanen sexuellen Vorlieben und Muster.*

Nun aber endlich zu den Erregungstypen:

## A – Anspannungsmodus

Beim Spannungsmodus wird Erregung vor allem durch gleichmäßige Anspannung der Muskeln, zum Beispiel des Beckenbodens, und durch Druck aller Art erzeugt. Besonders Frauen erregen sich häufig auf diese Weise, indem sie zum

* Eine sehr gute fachlich fundierte Übersicht zum Thema der sexuellen Erregungstypen nach der Theorie des Sexocorporel gibt dir die Masterarbeit meiner Kollegin Annette Bischof-Campbell »Das sexuelle Erleben von Frauen als Spiegel ihres sexuellen Verhaltens« (2012), die du unter www.ziss.ch/veroeffentlichungen/default.htm herunterladen kannst.

Beispiel ihr Geschlecht im Sitzen auf eine feste Stuhloberfläche pressen oder mit überkreuzten oder aneinandergepressten Beinen auf dem Bauch liegen. Wird dabei der Beckenboden angespannt, werden unter anderem die Nervenendigungen der Klitoris stark stimuliert. Männer, die diesen Modus bevorzugen, drücken ihren Penis oft zwischen die Beine, liegen auf dem Bauch, pressen ihn zwischen die Hände oder beschweren ihn durch Gegenstände. Durch die starke Körperspannung geht der Atem meist sehr flach in den Brustraum. Bewegung spielt eine untergeordnete Rolle.

Dieses Vorgehen kann gerade bei der Selbstbefriedigung sehr effizient sein. Außerdem ist der Spannungsmodus gerade für Frauen sehr praktisch: Es ist möglich, ohne dass das von außen sichtbar sein muss, sehr viel erotische Spannung aufzubauen und auch zu entladen. Im Spannungsmodus können sich einige Frauen zum Beispiel in der Tram, in der Vorlesung oder im Büro erregen und zum Höhepunkt bringen, ohne dass sie sich ausziehen müssen und ohne dass irgendjemand anderes etwas davon mitbekommt.

Oft geht die Erregung im Spannungsmodus mit härteren, gewaltbetonten Fantasien einher. Das muss nicht darauf hindeuten, dass du das unbedingt in der Realität erleben möchtest. Es hat einfach damit zu tun, dass die Anspannung des Körpers deinem Kopf eine gefährliche Situation signalisiert, der diese dann in Szenarien umsetzt. Dieser Mechanismus wird auch Body Feedback genannt.

Bist du es gewohnt, dich im Spannungsmodus zu erregen, kann es beim gemeinsamen Sex sein, dass sich deine Erregung in Luft auflöst, sobald du die Beine spreizt, denn dann kannst du den erregenden Druck nicht richtig aufrechterhalten. Spannst du dich dann noch stärker an, um die Erregung irgendwie zu halten, wird deine Atmung noch flacher. Dadurch versetzt du dich – wie oben schon angedeutet – in einen

Flucht-oder-Kampf-Zustand, in dem du auf Abwehr oder Angriff gepolt bist. Er ist eine natürliche Folge erhöhter Muskelspannung, in der sich der Körper bereit macht, auf etwas als Bedrohung Empfundenes entsprechend zu reagieren. Viele Frauen wundern sich, dass sie beim Sex so schnell von ihrem Freund genervt sind oder sogar wütend auf ihn werden, wenn er nur eine »falsche« Bewegung macht. Das ist im Flucht-oder-Kampf-Modus aber völlig normal. Dein Körper hat nun mal keine Ahnung, dass dein Partner nicht wirklich dein Feind ist. Du bist in diesem Zustand in Alarmbereitschaft, das bedeutet auch, dass die kleinste Irritation dazu führen kann, dass du abgelenkt wirst und deine Erregung in sich zusammenfällt.

### R – Reibungsmodus

Der Reibungsmodus ist die verbreitetste und wahrscheinlich auch bekannteste Art, sich zu erregen. Dabei werden die äußeren Genitalien mechanisch durch Reiben stimuliert, der Druck ist dabei meistens geringer. Kleine Jungs widmen sich diesem klassischen »Wichsen« oft von früher Kindheit an, es ergibt sich fast automatisch aus dem Spielen mit ihrem vorwitzig herumbaumelnden Körperteil. Das Wort Wichsen stammt übrigens vom Schuhputzen, bei dem man die Schuhcreme mit schnellen Bewegungen verreibt. Mit der Zeit entwickeln die meisten Männer eine Selbstbefriedigungs-Routine mit raschen Auf-und-ab-Bewegungen der Hand am Penis. Einige stimulieren auch nur Teile des Penis, meist die Eichel. Aber auch viele Frauen können dem mechanischen Modus etwas abgewinnen, sie reiben dann etwa den Bereich um ihren Klitoriskopf herum und die Schamlippen – ich nenne sie übrigens lieber »Vulvalippen«, denn es gibt hier nichts zu schämen.

Eine Sonderform dieses Modus ist die Verwendung eines

Vibrators. Viele Frauen benutzen dieses Sextoy (oder etwas anderes Vibrierendes), das sie zum Beispiel seitlich an die Klitoris oder in den Scheideneingang, an den Damm oder andere Bereiche halten oder drücken. Vibration ist streng genommen natürlich keine Reibung, aber ist gerade nichts Vibrierendes zur Hand, wird meist gerieben.

Der Reibungsmodus geht bei der Selbsterregung in der Regel mit gesteigerter Körperspannung einher. Außer der Hand wird meist wenig bewegt, und kommt ein Vibrator zum Einsatz, muss nicht einmal die aktiv werden. Bewegst du dich, sind die Bewegungen eher räumlich begrenzt, zum Beispiel ein schnelles Stoßen, das die manuelle Stimulation unterstützt.

Der Reibungsmodus ist ebenfalls meist sehr effizient und bringt dich schnell zum Orgasmus.

Er kann den gemeinsamen Sex gut ergänzen, wenn etwa der Partner oder die Partnerin die Stimulation mit der Hand übernimmt. Doch hier schlummert auch gleich ein Haken, denn selten macht es die oder der andere genau so, wie du es vom Masturbieren gewohnt bist. Im Vergleich ist der Druck zu lasch oder zu stark, die Bewegung zu schnell oder zu langsam oder schlicht an der falschen Stelle. Dadurch kann die Erregung schnell wieder verschwinden. Wird statt der Hand die Zunge beziehungsweise der Mund eingesetzt, wird es oft noch schwieriger: Eine Zunge vibriert nicht wie ein Vibrator an der Klitoris, und die Mundhöhle umschließt einen Penis nicht so wie eine kräftige Hand.

Versucht der Mann beim Geschlechtsverkehr, den Reibungsmodus nachzuahmen, indem er sich in gerader Linie schnell in die Vagina hinein- oder wieder hinausbewegt, ist das für die Partnerin oft nicht so lustvoll. Nicht nur eine Frau, die es gewohnt ist, sich durch Reizung der äußeren Geschlechtsorgane zu befriedigen, wird diese Form des Geschlechtsverkehrs auf körperlicher Ebene wahrscheinlich nicht oder kaum erregend finden. Auch eine Frau, deren Vagina sensibilisiert ist, kann hier wenig profitieren, weil die Nervenendigungen in den Wänden der Vagina bei diesem klassischen »Bumsen« nicht oder kaum stimuliert werden. In der Vagina ist massierender Druck der erregende Faktor, und wenn der Penis nur hineingleitet, aber die Wände kaum berührt, bleibt die Erregung oft aus. Ist das der Fall, kann hier am ehesten noch eine Frau, die bei der Selbstbefriedigung den Spannungsmodus bevorzugt, durch Anspannung der Muskeln Erregung aufbauen.

Auf der anderen Seite können Männer die Vagina im Gegensatz zu einer den Penis fest umschließenden Hand als zu weit empfinden. Außerdem kann es eine körperliche Herausforderung sein, sich so schnell zu bewegen, wie es dem schnellen Reiben mit der Hand entspricht.

Wie im Spannungsmodus ist die körperliche Anspannung in diesem Modus hoch, der Atem geht flach. Auch hier wird der Körper tendenziell in einen Kampf-oder-Flucht-Zustand versetzt. Im Reibungsmodus wirst du darum schnell abgelenkt, die Erregung ist nicht sehr stabil und es kann auch zu – vermeintlich unerklärlichen – Aggressionen dem Partner oder der Partnerin gegenüber kommen, ganz einfach, weil der Körper ihn oder sie für einen Angreifer hält.

## S – Sinnlichkeitsmodus

Dieser Modus ist vor allem eine weibliche Domäne, nur wenige Männer befriedigen sich so selbst. Er ist geprägt von großem Genuss, von Sinnlichkeit und Verspieltheit. Du nimmst dir Zeit, streichelst und erregst dich an vielen Körperstellen. Deine Bewegungen sind nicht zielgerichtet, sondern weich und fließend, du räkelst dich genussvoll in alle Richtungen. Dabei kostest du das schöne Gefühl aus, wie sich die Erregung im ganzen Körper ausbreitet und nicht nur auf einzelne Stellen konzentriert ist.

Menschen, die den Sinnlichkeitsmodus bevorzugen, machen es sich oft vor der Selbstbefriedigung besonders bequem und sorgen für eine schöne, sinnliche Atmosphäre, zum Beispiel mit gedämpfter Musik, mit Duftlampen oder spezieller (Bett-)Wäsche. Auch beim gemeinsamen Sex haben sie es gern, wenn die Sinne auf allen Ebenen angeregt werden, lieben es vielleicht, sich gegenseitig mit Leckereien zu füttern oder mit Körperöl zu massieren. Sexuelle Fantasien sind dabei eher sanft und romantisch.

Der wichtigste Aspekt ist es, zu genießen und sich der Erregung hinzugeben, der Höhepunkt ist erst einmal nicht die Hauptsache. Liebst du es, dich hauptsächlich im Sinnlichkeitsmodus zu erregen, nimmst du dir, wenn möglich, für die Selbstbefriedigung Zeit. Auch beim gemeinsamen Sex sind Quickies wahrscheinlich nicht dein Favorit, weil dabei Nähe und Zärtlichkeit zu kurz kommen.

Da im Sinnlichkeitsmodus die Atmung vertieft wird und der Körper stark entspannt, kann es schwierig sein, zum Orgasmus zu kommen: Dafür braucht es auch ein gewisses Maß an zielgerichteter Spannung, denn nur so kann die Erregung kanalisiert und zum Orgasmus gesteigert werden. Das lässt Vertreterinnen des Sinnlichkeitsmodus manchmal etwas ratlos zurück. Sie fragen sich, warum sie so ausgiebig genießen, aber dann doch nicht oder selten zum Höhepunkt gelangen können.

Andere haben entdeckt, dass sie in den Reibungs- oder Spannungsmodus wechseln können, um die Selbstbefriedigung zu beenden oder beim Paarsex zu kommen. Wieder andere schalten in den Wellenmodus:

### W – Wellenmodus

Dieser Modus nutzt sämtliche Möglichkeiten der sinnlichen Erfahrung und Erregung. Erregst du dich bevorzugt im Wellenmodus, bewegst du dich gern und viel, aber nicht einfach locker in alle Richtungen, sondern auch rhythmisch, wodurch eine gezielte Kanalisierung und Steuerung der Erregung möglich wird. Die Atmung ist dabei zwar meist tief, aber weil sich Entspannung und Spannung abwechseln, zerfließt und versickert die Erregung nicht, sondern bleibt bestehen und ist nach Wunsch kontrollierbar.

Im Wellenmodus wird der gesamte Körper berührt, gestreichelt und erregt, dadurch wird er vielfach sensibilisiert oder ist es bereits. Das schließt auch die innen liegenden Geschlechtsteile mit ein. Frauen, die sich im Wellenmodus erregen, spüren darum häufig eine starke Erregung in der Vagina und können oft auch durch Stimulation der Vagina einen Orgasmus erleben. Auch wenn ein vaginaler Orgasmus natürlich keine Bedingung ist, um Spaß beim Sex zu haben, ergibt sich durch einen hochgradig sensibilisierten Körper das Potenzial, Sexualität in allen Facetten zu erleben und zu genießen. Wer den Wellenmodus voll auskostet, spielt bewusst mit diesen Facetten und wechselt sie ab.

Im Wellenmodus versinkst du in der Erregung und bist nur schwer ablenkbar, du hast dabei Fantasien, die ganz natürlich entstehen. Aber du brauchst sie nicht, um dich zu erregen.

Wenn du nun auch einen anderen Modus interessant findest als den, in dem du dich bisher vornehmlich erregst, möchte ich noch mal betonen: Auch die Fähigkeit, Sexualität genussvoll zu erleben, hat nichts mit Glück zu tun, sondern sie ergibt sich aus der individuellen sexuellen Historie. Das heißt: Sie ist das Ergebnis eines Lernprozesses. Du möchtest eine andere Art der Erregung erlernen? Dem steht nichts im

Wege. Alles, was du tun musst, ist, dich regelmäßig neugierig und liebevoll mit deinem Körper und deiner Sexualität zu beschäftigen. Und zwar nicht nur theoretisch – indem du zum Beispiel Bücher wie dieses liest –, sondern praktisch, indem du das, was darin steht, auch umsetzt. Wenn du weißt, wie du dich selbst gezielt erregen kannst, bist du in der Lage, dich an deine Sexualpartner anzupassen, auch wenn diese selbst (noch) nicht in der Lage sind, ein so großes Erregungsspektrum zu genießen und sich in einem anderen Erregungsmodus bewegen. Es kann also gut sein, dass der Sex mit deiner Partnerin oder deinem Partner bereits dann stark profitiert, wenn erst einmal nur du selbst lernst, dich auf verschiedene Weisen zu erregen.

Verändert man die Art und Weise, wie man seinen Körper beim Sex einsetzt, verfolgt man also eine Bottom-up-Strategie, man verändert nicht nur seine Erregungsmuster, sondern auch Einstellungen und Fantasien. So lassen sich etwaige Probleme beim Sex effektiver und unkomplizierter auflösen, als wenn man sie top-down angeht, also vom Kopf her. Doch auch wenn man mit der Veränderung beim Körper beginnt, muss man zunächst wissen, wo man steht und was man konkret verändern möchte. Und da können die Erregungstypen als erste Einschätzung hilfreich sein.

Es kann sein, dass du dich nie oder nur selten selbst befriedigst – und darum vielleicht Schwierigkeiten hast, deinen Erregungsmodus mit den Testfragen zu bestimmen. Grund können zum Beispiel frühe schlechte Erfahrungen mit Sexualität sein. Oder dass du von Beginn deines Sexuallebens an immer in einer Beziehung warst und darum nie auf die Idee gekommen bist, dich selbst zu befriedigen. Vielleicht hast du auch das Gefühl, deine Partnerin oder deinen Partner damit zu hintergehen, oder dieses Gefühl wurde dir von deinem Umfeld, zum Beispiel aus religiöser Motivation heraus, suggeriert. Trifft das auf dich zu, kann es hilfreich sein, sich genauer mit der eigenen sexuellen Historie zu befassen. Zum Glück ist es nie zu spät, sich die eigene Lust zu erschließen und sie zu erweitern.*

Übrigens ist es durchaus möglich, dass du dich bei der Selbstbefriedigung innerhalb eines bestimmten Modus wiederfindest – aber dein Verhalten beim Sex mit deinem Partner oder deiner Partnerin passt besser zu einem anderen Modus. Dafür kann es mehrere Gründe geben. Einer ist, dass wir uns oft zu einem gewissen Grad dem Partner oder der Partnerin anpassen oder uns beim Sex so verhalten, wie wir annehmen, dass es »normal« oder »richtig« ist. Außerdem spielen beim Sex als Paar noch andere Aspekte eine Rolle, die bei der Selbstbefriedigung keine Bedeutung haben. Vor allem gehört dazu das Herstellen von Intimität, Nähe und einem Gefühl von Zusammengehörigkeit. Daneben kann auch der Wunsch, dem Partner oder der Partnerin zu gefallen oder einem bestimmten Image zu entsprechen, unser sexuelles Verhalten erheblich mitbestimmen. Hier spricht man psychologisch von einem *Reflected Sense of Self* – einer Selbstwahrnehmung, die durch die angenommene Außensicht des Gegenübers (oder der Gesellschaft) beeinflusst wird: Wir finden uns gut, wenn uns der oder die andere gut findet oder wir glauben, dass das so ist. Langfristig wünschenswert ist es, zu einem *Solid Sense of Self* zu gelangen, also einer soliden Selbstwahrnehmung. Das bedeutet: Ich finde mich gut, egal, ob mich jemand anders gut findet.**

* Wenn du dich damit noch intensiver beschäftigen möchtest: In meinem Buch *Coming Soon* zeige ich Menschen mit Vagina, wie sie lernen können, einen Orgasmus auch durch die Stimulation der Vagina zu erleben.

** Diese Begriffe sind geprägt worden vom US-amerikanischen Sexualtherapeuten und Psychologen David Schnarch, einem meiner wichtigsten Lehrer.

Aus diesen Gründen ist es zur Bestimmung des persönlichen Erregungstyps aufschlussreicher, sich die Selbstbefriedigung genauer anzusehen. Denn hier lässt du dich hoffentlich bereits von einem gesunden Egoismus und deinem eigenen Vergnügen leiten. Beides ist auch beim Sex zu zweit wichtiger als das Bemühen, dem anderen einen Gefallen zu tun (dazu mehr in Kapitel »Baustein Nummer fünf: Gesunder Egoismus«). Hinzu kommt, dass vieles, was bei der Selbstbefriedigung super funktioniert, beim Paarsex nicht so gut umsetzbar ist.

Doch bevor wir dazu kommen, wie wir es anstellen, beim gemeinsamen Sex genauso viel – oder mehr – Lust zu verspüren wie beim Sex mit uns selbst, solltest du für dich eine Antwort auf die wichtige Frage finden:

*Wie soll mein Sex idealerweise aussehen, damit er mich glücklich macht?*

# 3 Schöner Sex, schön und gut, aber was bedeutet das für mich?

Du weißt nun also, wo du sexuell in etwa stehst. Gut möglich, dass dir bei der Beschreibung deines/deiner Haupt-Erregungstypen klar geworden ist, warum du beim gemeinsamen Sex auf Schwierigkeiten stößt, während bei der Selbstbefriedigung alles prima funktioniert. Und hast du, wie vorgeschlagen, alle Typbeschreibungen durchgelesen, hast du vielleicht schon eine ungefähre Ahnung bekommen, in welche Richtung du dich weiterentwickeln möchtest.

Das ist super!

Nur, wenn du weißt, wo du hinwillst, kannst du dir einen Weg dorthin überlegen. Lass uns dein Ziel nun zusammen noch einmal näher untersuchen.

## Deine persönliche Motivation beim Sex

Einen Hinweis auf dein Ziel kann dir die Beantwortung der Frage geben, was deine Motivation beim Sex ist. Diese Motivation kann sich bei der Selbstbefriedigung und beim gemeinsamen Sex unterscheiden. Am besten nimmst du dir wieder einen Zettel und einen Stift zur Hand. Frage dich zunächst:

*Warum befriedige ich mich selbst?*

Schreibe deine persönlichen Antworten auf den Zettel. Dass du eine ganze Palette von Gründen dafür hast, dich selbst sexuell zu erregen, ist nicht nur möglich, sondern auch sehr wahrscheinlich. Deine Antworten könnten zum Beispiel lauten:

… weil ich mich dabei gut entspannen kann.

… weil ich mich befriedigen muss/möchte, damit ich mich auf anderes konzentrieren kann.

… weil es mich entspannt und ich abschalten kann.

… weil es mir einfach Spaß macht.

… weil ich Lust darauf habe und es genieße.

… weil es ein super Gegenmittel ist bei Langeweile und Traurigkeit.

Auf deiner Liste könnte vielleicht auch stehen:

… weil der Sex mit meinem Partner/meiner Partnerin für mich nicht oder nur teilweise befriedigend ist.

… weil mir der Sex mit meiner Partnerin/meinem Partner keinen Spaß (mehr) macht.

… weil der Sex mit meiner Partnerin/meinem Partner aus meiner Sicht zu selten stattfindet.

… weil wir in unserer Partnerschaft gar keinen Sex mehr haben.

… weil ich gemeinsamen Sex oft als anstrengend und/oder zu fordernd empfinde.

… weil ich mit Partnerin/Partner Schwierigkeiten habe, »auf Touren« zu kommen.

… weil ich beim gemeinsamen Sex zu schnell komme.

… weil für mich beim Sex mit meinem Partner/meiner Partnerin andere Aspekte wichtiger sind als ein Orgasmus, etwa Intimität, Nähe und der Genuss liebevoller Berührung.

… weil der gemeinsame Sex oft zu anstrengend ist oder es

zu viel Konzentration benötigt, im Beisein des oder der anderen Erregung zu entwickeln/steigern.

... weil ich beim gemeinsamen Sex ständig abgelenkt werde durch Kinder, Haushalt, Job etc.

... weil ich beim Sex mit meinen Partnern und Partnerinnen meist nicht zum Orgasmus komme.

... weil ich Single bin.

An dieser Stelle möchte ich betonen, dass Selbstbefriedigung *immer* legitim ist! Du musst dich dafür niemals rechtfertigen, egal, aus welchem Grund du dich selbst erregst und befriedigst. Sie ist eine eigenständige Form der Sexualität und nicht etwa »Sex zweiter Klasse« oder ein bloßer Ersatz für Sex mit jemand anderem. Aus meiner Sicht als Sexologin ist Selbstbefriedigung außerdem eine wunderbare Möglichkeit, verschiedene Arten der Erregung und sexuellen Erfüllung auszuprobieren und zu trainieren. Bist du gerade Single, ist Selbstbefriedigung zudem eine der unkompliziertesten Möglichkeiten, deine sexuellen Bedürfnisse zu erfüllen. Kurz: Selbsterregung und Selbstbefriedigung sind super!

Vielleicht befriedigst du dich aber häufig nicht nur selbst, weil es dir einfach guttut und Spaß macht – was der Idealfall wäre. Vielleicht befriedigst du dich schon mal selbst, weil dich der Sex mit dem Partner oder der Partnerin nicht erfüllt, er sich stressig oder störanfällig anfühlt oder aus deiner Sicht zu selten stattfindet. Das ist dann zwar eine gute Strategie, um deine sexuellen Bedürfnisse zu befriedigen. Aber es kann darauf hindeuten, dass es dir besser gefiele, wenn der Sex mit anderen in irgendeiner Weise anders wäre. Ist das der Fall, hast du deine Motivation für Selbstbefriedigung vermutlich zumindest zum Teil in der zweiten Liste wiedergefunden.

Die Liste ist nicht vollständig, vielleicht liegen deine persönlichen Gründe ganz woanders. Deinen Motivationen auf die Spur zu kommen ist in jedem Fall sehr aufschlussreich. Sie liefern dir häufig Ansatzpunkte dafür, was du vielleicht beim Sex mit deinem Partner oder deiner Partnerin ändern möchtest oder könntest oder wo noch ungenutztes Potenzial schlummert. Denn es wäre doch toll, wenn der Sex im Duo (oder Trio oder was du sonst gerne magst) mindestens genauso klasse wäre wie der Sex mit dir selbst, oder?

Schau also einmal genauer hin: Welche Wünsche oder Bedürfnisse sind es genau, die du beim Sex zu zweit (dritt, viert ...) nicht (mehr) erfüllt siehst? Wünsche und Bedürfnisse, die dir aber die Selbstbefriedigung erfüllt. Du kannst überlegen, warum dir Nicht-Solo-Sex – oder vielleicht auch nur der Sex mit *dieser* Partnerin, *diesem* Partner oder *diesen* Partnern – keinen Spaß mehr macht. Du kannst darüber nachdenken, was sich in deiner Partnerschaft verändert hat, was zur Folge hatte, dass euer gemeinsamer Sex weniger oder anders geworden ist.

Dabei gibt es zum einen Komponenten, die etwas mit deinem emotionalen Erleben zu tun haben. Etwa abgeflaute Verliebtheit oder eine mit der Zeit geringere Anziehungskraft des Partners oder der Partnerin. Möglicherweise ist deine Lust mit der Zeit nicht mehr so leicht entflammbar. Vielleicht fühlst du dich selbst nicht mehr attraktiv genug – aus welchen Gründen auch immer – und vermeidest deshalb gemeinsamen Sex. Vielleicht willst du deinen Partner oder deine Partnerin nicht bedrängen oder hast Angst, eine Abfuhr zu bekommen, wenn du sexuelle Avancen machst.

Zudem gibt es auch körperliche Komponenten, die unbeschwertem Sex mit anderen im Weg stehen können. Fast jeder hatte schon mal Erektionsprobleme. Oder Hormonschwankungen. Dann vermeidest du eine körperliche Annäherung – aus Sorge, dass du nicht »kannst« und der Sex irgendwie unentspannt oder unangenehm wird. Vielleicht warst oder bist du schwanger, in den Wechseljahren oder der Menopause. Vielleicht tut dir beim Sex etwas weh. Die möglichen Gründe sind so vielfältig wie wir Menschen. Je genauer du deinen auf die Spur kommst, umso besser. Schreibe auf, was dir dazu einfällt. Du musst diese Notizen niemandem zeigen, sie sind allein für dich da.

Kommen wir nun zur zweiten Frage nach deiner Motivation:

*Warum habe ich Sex mit einem Partner/einer Partnerin/anderen?*

Mögliche Antworten könnten hier etwa sein:
... weil es mir einfach Spaß macht.
... weil ich es so am schönsten finde, einen Orgasmus zu haben.
... weil ich so Befriedigung erlange.
... weil es mich entspannt.
... weil Sex zu zweit sich (noch) besser anfühlt als Sex mit mir selbst.

Die oben stehenden Gründe sind alle wunderbar, weil sie dein persönliches Erleben und dein Wohlbefinden im Fokus haben. Sie sind vorwiegend körperliche Bedürfnisse: Du willst Sex für dich und um seiner selbst willen – wie bei der Selbstbefriedigung. Dann gibt es aber noch andere Gründe, die viele Menschen dazu bewegen, Sex zu haben. Das könnten unter anderem folgende sein:
... weil das nun mal dazugehört.
... weil meine Partnerin/mein Partner Sex möchte.
... weil ich meiner Partnerin/meinem Partner einen Gefallen tun will.

... weil ich nicht möchte, dass mein Partner fremdgeht, ins Bordell geht oder mich verlässt.

... weil Sex gesund ist und jung hält.

... weil ich mich dann schön und begehrt fühle.

... weil ich mich dann als richtiger Mann fühle.

... weil ich mich geliebt fühlen möchte.

... weil ich nicht möchte, dass unser Sexleben einschläft, auch wenn ich öfter keine rechte Lust habe.

... weil es sich so eingespielt hat, in bestimmten Situationen Sex zu haben.

... weil ich es genieße, meinem Partner/meiner Partnerin auf diese Weise nah zu sein.

Auch diese Liste ist nicht vollständig, deine persönlichen Gründe können ganz andere sein. Hier ist es ebenfalls möglich, dass mehrere Punkte zutreffen, und je nach Tagesform können es andere sein.

Schreibe einfach alles auf, was dir einfällt.

Bei der zweiten Liste geht es um emotionale Motivationen. Mit der körperlichen Aktivität Sex willst du etwas anderes erreichen, und wenn es der Wunsch ist, dazuzugehören, etwas richtig zu machen. Der Sex ist Mittel zum Zweck.

## Von »gut im Bett« zu »gut zu mir selbst« und vom »ich muss« zum »ich will«

Festhalten lässt sich, dass es für den Sex zu zweit oder mit mehreren Beteiligten viel mehr Gründe gibt als nur den, sich körperlich zu befriedigen und gemeinsam Spaß zu haben. Oft wird Sex als gute Möglichkeit empfunden, dem oder der anderen nah zu sein. Er ist auch häufig eine Quelle von großem Genuss – was nicht das Gleiche ist wie sexuelle Erregung. Sex kann sehr genussvoll sein und als schön und erstrebenswert erlebt werden, auch wenn die körperliche Erregung sich lediglich im Mittelfeld bewegt.

Es ist auch möglich, Sex mehr oder weniger bewusst als Machtmittel einzusetzen: Wenn du nicht tust, was ich will, gibt's auch keinen Sex. Oder: Du hast etwas getan, was ich mir gewünscht habe, dafür belohne ich dich mit Sex. Sex kann genutzt werden, um einen Menschen an sich zu binden. Oder weil ihm etwas Gutes getan werden soll. Es kann auch um Anerkennung gehen, darum, als »gut im Bett« angesehen zu werden. Oder wir bestätigen uns ein Selbstbild, das wir uns für uns wünschen – als begehrenswerte, sexy Frau, als potenter »echter Kerl«.

Eine emotionale Motivation ist abnutzungsgefährdet, weil die Gründe vielleicht nicht immer gleich wichtig sind oder bleiben. Sie ist nicht per se schlecht, sollte jedoch nicht dauerhaft die einzige bleiben. Es ist durchaus möglich, dass daraus eine körperliche Motivation entsteht oder anders gesagt: der Appetit beim Essen kommt. Damit das passiert, sollte die emotionale Motivation aber nur ein Impulsgeber sein (wenn du dich zum Beispiel entschließt, der Anregung des Menschen an deiner Seite »Wir könnten mal wieder Sex haben, findest du nicht?« nachzukommen), anschließend aber nicht zu stark im Vordergrund stehen. Weißt du aus Erfahrung, dass du den Sex, wenn du dich einmal drauf eingelassen hast, dann doch immer ziemlich geil findest, spricht ja nichts dagegen, dich daran zu erinnern, auch wenn du momentan noch ein bisschen »unlustig« bist. Immer darauf zu warten, dass alle Beteiligten vor Geilheit an die Decke gehen, kann dazu führen, dass es gar keinen gemeinsamen Sex mehr gibt, denn das ist – außer vielleicht in der Anfangsphase einer Beziehung – ein eher unwahrscheinliches Szenario.

Passiert dieser Switch vom äußeren Impuls hin zum Spaß

an der Sache aber nie oder nur selten, kann das die Lust verderben: Weil wir während des ganzen Sex nicht unser eigenes Erleben und unseren Spaß im Fokus haben, sondern uns stattdessen ständig von außen betrachten, als wären wir die Regisseurin unseres eigenen privaten Pornos. Wir überlegen, ob der Bauch oder das Doppelkinn nicht vielleicht zu weit vorquillt, unser Bizeps auch gut zur Geltung kommt und ob die Erektion auch imposant genug aussieht und lange genug hält. Dann wirkt es vielleicht äußerlich so, als wären wir sehr erregt, aber wenn das Stöhnen nicht echt ist und der Orgasmus nur vorgespielt, hat das mit einem befriedigenden Liebesleben nichts zu tun.

Kurz: Unsere Gründe für Sex und unser Verhalten sind oft sozialer Natur. Sie entspringen auch schon mal einem Gefühl von »ich muss« oder »ich sollte«. Müssen und Sollen sind jedoch dauerhaft ebenfalls richtig fiese Lustbremsen – ganz im Gegensatz zu Wollen oder Dürfen, die sich deutlich angenehmer und motivierender anfühlen und dafür sorgen, dass Sex uns auch wirklich Spaß macht.

Auch aus solchen Erkenntnissen könnte sich ein Ziel für dich ergeben: nämlich etwas zu unternehmen, damit sich gemeinsamer Sex nicht mehr wie eine Pflicht anfühlt. Mach dir klar, dass es allein deine Entscheidung ist, ob du Sex hast oder nicht. Er sollte immer etwas sein, was du gerne und aus freien Stücken tust. Eine Ressource, die dir Energie gibt, statt sie zu rauben. Dabei ist ein gesunder Egoismus ein sehr guter Wegweiser, doch mehr dazu später. Denn: Du kannst Sexualität, egal in welcher Form, erst dann wirklich von ganzem Herzen wollen, wenn das, was sie dir gibt, deinen Aufwand übersteigt.

## Dein Ziel umreißen

Möglicherweise hast du bei der Beschäftigung mit deiner Motivation für Sex und Selbstbefriedigung zumindest schon eine Ahnung bekommen, wie schöner Sex im Idealfall für dich aussehen könnte oder sollte. Vielleicht hast du auch einen spezifischen Wunsch. Etwa den, einen Orgasmus bei Penetration der Vagina erleben zu können. Nach oder in einer Schwangerschaft (wieder) Zugang zum Sex zu finden. Häufiger Lust zu haben und gemeinsamen Sex nicht länger als Pflichtveranstaltung zu sehen. Nicht mehr auf eine bestimmte Art der Erregung angewiesen zu sein. Es selbst bestimmen zu können, wie schnell oder langsam du kommst. Den Höhepunkt auch wirklich als Höhepunkt zu erleben. Vielleicht gibt es ein konkretes Problem, das du lösen willst. Etwa, dass du beim gemeinsamen Sex zu schnell den Höhepunkt erreichst. Oder du kannst nur bei der Selbstbefriedigung zum Orgasmus kommen, aber nicht beim Sex mit jemand anderem.

Schreib es auf.

Es ist auch gut möglich, dass du vielleicht ein vages Gefühl, aber noch keine konkrete Idee hast. Du weißt jedoch, dass du dir eine Veränderung zum Besseren wünschst und mehr Spaß am Sex haben möchtest. Um hier noch klarer zu sehen, kann folgende Übung helfen:*

* Diese und die folgende Übung sind inspiriert von dem Buch *Ich könnte alles tun, wenn ich nur wüsste, was ich will* von Barbara Sher. Dort geht es zwar um Lebensgestaltung allgemein, doch auch, um den eigenen Wünschen beim Sex auf die Spur zu kommen, können ihre Ideen tolle Impulse geben.

## Übung: Von Wunschträumen und Abtörn-Fantasien

**Teil 1: Der Sex meiner Träume**

Nimm dir wieder Stift und Zettel. Du hast nun die Lizenz zum Träumen. Wie sollte der Sex mit anderen Menschen, mit Partner oder Partnerin im Idealfall sein, damit er *dir* so richtig Spaß macht? Orientiere dich nicht an der derzeitigen Realität, nicht daran, was du glaubst, was geht oder was andere wollen, sondern horche in dich hinein. Wichtig ist dabei nicht, dass du nach der Übung ein detailliertes Skript mit genauen Regieanweisungen hast, sondern identifizierst, welche Komponenten für dich besonders entscheidend sind. Hilfreiche Fragen können sein: Sieht der Sex deiner Träume immer gleich aus? Gibt es Variationen? Was sollte unbedingt erfüllt sein? Wie fühlt sich der Sex an? Wie lange dauert er? Ist er immer gleich lang? Spielt der Sex sich immer am selben oder an verschiedenen Orten ab?

War die Übung leicht? Oder hast du dagesessen, auf dem Stift gekaut und nicht so recht gewusst, was du schreiben solltest? Vielleicht warst du etwas ratlos, weil du dir noch nie so genau Gedanken über deine sexuellen Wünsche gemacht hast. Oft ist es einfacher, sich darüber klar zu werden, was man nicht will, als zu bestimmen, wie es sein soll. Deshalb hat diese Übung zwei weitere Teile:

**Teil 2: Der Sex, der mich so richtig abtörnt**

Nun stelle dir vor, wie Sex für dich auf absolut gar keinen Fall sein sollte. Was dich total nerven würde. Welche Orte und Szenarien. Mit wem du niemals Sex haben willst. Welche Sachen dich auf die Palme bringen. Und so weiter. Male dir das

Ganze bitte genüsslich aus und zieh ordentlich vom Leder. Du musst deine Notizen natürlich niemandem zeigen.

Ging das schon besser? Jetzt kommt Teil drei der Übung:

**Teil 3: Aus der Abtörn-Fantasie wird ein Wunschtraum**

Nun drehst du alle Vorstellungen aus Teil 2 um ins Positive. Überlege dir für jedes einzelne abtörnende Detail – soweit möglich – das wundervolle Gegenteil oder etwas, was du dir stattdessen wünschst. Schreibe alles auf.

Auch wenn diese Übung dir noch keine superexakte Idee vermittelt hat, wo du hinwillst, hat sie dir durch die gedankliche Beschäftigung mit deinem Wunsch- bzw. Abtörn-Sex vermutlich schon einen Impuls gegeben. Wenn nicht? Keine Sorge! Du wirst im zweiten Teil des Buches noch jede Menge Anregungen bekommen, wie sich Sex schön, aufregend und befriedigend gestalten lässt, ohne dass du dafür Stripper und Stripperinnen aus einer Torte springen lassen, an karibische Bilderbuchstrände reisen oder den perfekten Partner finden musst, der automatisch die »richtigen Knöpfe drückt«.

Denn selbst wenn du noch nicht genau weißt, wo du ankommen wirst, dein Wegweiser zeigt in Richtung »Besserer Sex«. Das ist alles, was du brauchst, um loszulegen. Auch wenn du noch keine Ahnung hast, ob du lieber nach Pisa, Cannes, Korsika oder Kreta reisen möchtest – was ja ganz normal ist, wenn du noch nie da warst –, weißt du schon mal, dass du in den sonnigen Süden willst. Wo du dann genau landest, ist erst mal egal. Denn es ist ja fast immer so: Wenn man einen Ort erst mal ausgiebig kennenlernt und erforscht, entwickelt man sehr oft ein Faible dafür.

Ganz wichtig: Wenn du bereits ein Ziel formuliert hast, klopfe es noch einmal darauf ab, ob es wirklich dein eigenes

Ziel ist. Vielleicht willst du auch eher bestimmte Wünsche deines Partners oder deiner Partnerin »mögen lernen«. Versteh mich nicht falsch: Du darfst alles ausprobieren! Allerdings ohne den Druck, das Getestete anschließend unbedingt toll finden zu müssen. Auch nicht einem geliebten Menschen zuliebe. Das ist ein Lustkiller. Darum funktioniert es auch nicht, die Sehnsüchte einer anderen Person zu deinem Ziel zu machen. Deine Motivation sollte hauptsächlich aus dir selbst entspringen und zum Ziel haben, *dir* etwas Gutes zu tun. Das bedeutet im Gegenzug allerdings auch, dass dein Partner oder deine Partnerin nicht in der Verantwortung sind, dir deine Wünsche zu erfüllen – dazu später mehr.

In den nächsten Kapiteln lernst du nun die einzelnen Elemente kennen, aus denen sich schöner und befriedigender Sex zusammensetzt. Darüber Bescheid zu wissen und mit ihnen umgehen zu können, ist für eine ganz allgemeine Verschönerung deines Liebeslebens, aber auch zur Lösung konkreter Schwierigkeiten hilfreich. Du kannst die einzelnen Bausteine erst mal alle gesammelt durchlesen. Du kannst dich aber auch nacheinander mit ihnen befassen und Schritt für Schritt direkt nach der jeweiligen Lektüre die einzelnen Übungen ausprobieren – wie in einem Kurs. Dann wird deine Idee davon, welchen Sex du dir wünschst und wie du ihn bekommst, wahrscheinlich immer klarer werden.

Bist du bereit?

# Teil 2

## Der Bausatz der Lust: Die zehn Elemente, aus denen schöner Sex besteht – und wie du sie für dich nutzt

*Nachdem du nun dein Ziel kennst, egal, ob das nun bereits konkret oder eher allgemein formuliert ist, kommen wir zu den Komponenten, die befriedigenden Sex nicht nur möglich machen: Wenn du anfängst, sie in dein Leben zu integrieren, ist eine schöne, erfüllende Sexualität – ob nun in Form von Selbstbefriedigung oder mit einem oder mehreren anderen Menschen – geradezu unausweichlich. Diese Bausteine sind immer dieselben, egal, was du dir vorgenommen hast. Ich möchte dich auch befähigen, (fast) jedes Hindernis sexueller Art selbstständig überwinden zu können.* Denn dazu wirst du in der Lage sein, sobald du erst einmal verinnerlicht hast, worauf es ankommt. Die Wahrscheinlichkeit, dass du auf Hindernisse stößt, wird allerdings schon stark gesunken sein und triffst du doch auf welche, weißt du sofort, was zu tun ist.*

* Abgesehen von rein medizinischen Problemen, bei denen auch ärztliche Hilfe erforderlich sein kann. Grundsätzlich ist es sinnvoll, zunächst medizinische Ursachen auszuschließen. Das können zum Beispiel ständig wiederkehrende Blasenentzündungen sein, Inkontinenz, Schmerzen, Hormonstörungen, aber auch bestimmte psychische Erkrankungen.

# 1 Baustein Nummer eins: Neugier auf dein Geschlecht

Möchtest du neue Wege der Lust beschreiten, solltest du deinen Körper und vor allem dein Geschlecht kennenlernen. Damit meine ich nicht nur, dass du über deine Anatomie Bescheid weißt, sondern auch, dass du sie aktiv erforschst – also nicht nur die Landkarte betrachtest, sondern dich tatsächlich ins Gelände aufmachst. Dabei ist es eine sehr gute Idee, nicht einfach den ausgetretenen Pfaden zu folgen, sondern nach und nach jede Region mit ihren Besonderheiten zu erforschen, bis du sagen kannst, du kennst dich auf deinem Körper aus wie in deiner Westentasche.

## Klitoris, Vagina und der Penis – Da steckt mehr drin, als wir denken

Das männliche Geschlecht ist im Vergleich zum weiblichen ein offeneres Buch, die äußeren Anteile des Penis und die Hoden sind deutlich sichtbar und sehr gut zugänglich. Weil das weibliche Geschlecht insgesamt mehr im Verborgenen blüht, kann es wichtig sein, dass du dir zunächst noch einmal darüber klar wirst, wie es aufgebaut ist – als seine Besitzerin, aber auch als Partner oder Partnerin. Wo sitzt der Harnröhrenausgang? Wo ist der Eingang der Vagina, wo sind die Vulvalippen?

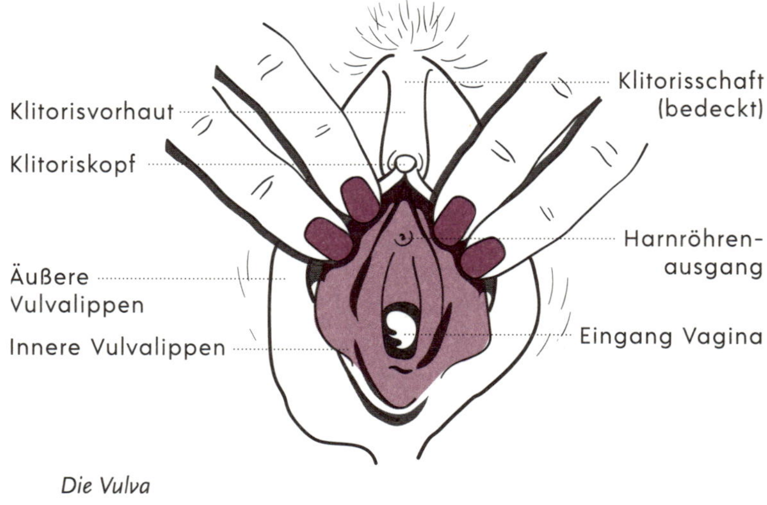


*Die Vulva*

Wie bereits kurz erwähnt, spreche ich lieber von inneren und äußeren »Vulvalippen« oder einfach von »Lippen« statt von »Schamlippen«, weil sich niemand für sein Geschlecht zu schämen braucht. Bezeichnungen, mit denen du dich nicht gut identifizieren kannst, können übrigens auch ein Grund sein, weshalb du eventuell eine Distanz zu deinem Geschlecht hast. Manchmal hilft es da, Wörter für sich zu bearbeiten, wie eben »Vulvalippen« statt »Schamlippen« oder »Geschön« für Geschlecht.* Häufig ist es aber auch nur Übungssache: Weil wir selten über Sex und unsere Geschlechtsorgane reden, sind wir nicht daran gewöhnt, ent-

* Das Wort »Geschlecht« ist aus dem althochdeutschen Verb für »schlagen« entstanden, in der Bedeutung »sich in einer bestimmten Richtung entwickeln«, »nach jemandem geraten«. Geschlecht hat also selbstverständlich nichts mit dem Adjektiv »schlecht« zu tun, trotzdem kann es wegen der Assoziation zu »schlecht« subjektiv einen negativen Klang haben.

sprechende Worte zu benutzen. Wenn du ein Anatomielexikon hast, lies doch einfach immer mal wieder laut die entsprechende Seite – oder lies dieses Buch hier nicht still, sondern laut. Du kannst es auch deiner Partnerin oder deinem Partner vorlesen, damit trainierst du bereits, mit ihr oder ihm über Sex zu sprechen (zum Thema »konstruktive Kommunikation« kommen wir noch ausführlich).

Viele Frauen und Männer wissen außerdem nicht, dass die Klitoris viel größer ist als dieser äußerlich sicht- und fühlbare kleine Knubbel. Sie reicht tief ins Gewebe hinein und ist ungefähr acht Zentimeter lang.

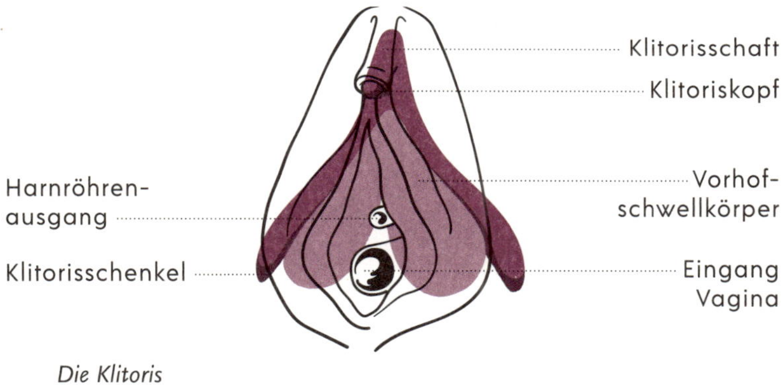


*Die Klitoris*

Das, was viele unter »Klitoris« verstehen, ist lediglich ihr Kopf, der aussieht wie eine Perle in einem eleganten Etui, der Vorhaut. Dahinter folgt aber noch der Schaft, außerdem hat die Klitoris zwei Schenkel und imposante Schwellkörper, die Harnröhre und Vagina umschließen und bei sexueller Erregung anschwellen, weil sie sich mit Blut füllen – wie ein Penis. Wie ähnlich beide Organe einander anatomisch sind, lässt sich hier wunderbar erkennen:

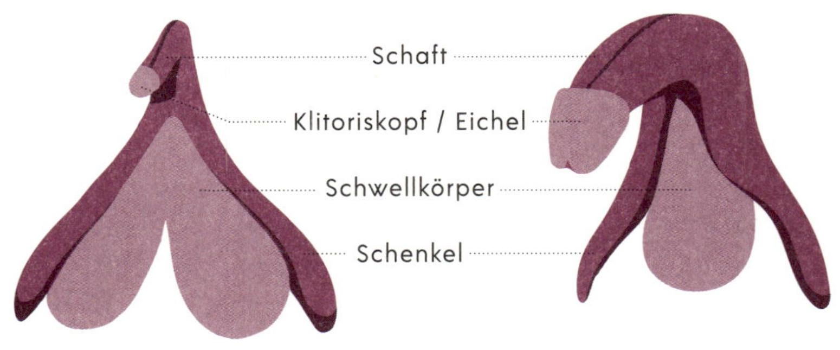


*Klitoris – Penis*

Die komplette Klitoris ist von Nervenendigungen durchzogen, von denen bei vielen Frauen nur ein sehr kleiner Teil, nämlich der Kopf, sensibilisiert ist. Das heißt: Hier gibt es ein gigantisches schlummerndes Potenzial für wunderbares sexuelles Erleben!

Auch die Vagina ist für viele Frauen ein lediglich unvollständig bekanntes und schon gar nicht erschlossenes Territorium. Dass sie ein etwa zwölf Zentimeter langer Schlauch ist, der von einer dünnen Muskelschicht umschlossen ist, ist noch vielen bekannt. Auch dass sie feuchter wird, wenn ihre Besitzerin erregt ist, wissen die meisten. Manche kennen auch noch den im ersten Kapitel bereits erwähnten G-Punkt an der Scheidenvorderwand (blättere dazu gerne noch einmal zum Abschnitt »Körperteile und -bereiche, die benutzt und berührt werden, werden empfindsamer« zurück). Aber dass die Wände der Vagina sich bei Erregung wie ein Ballon ausweiten, um einen Penis – oder auch etwas anderes Aufregendes – aufnehmen zu können, ist nicht ganz so verbreitetes Wissen. Dass die äußeren paar Zentimeter sehr berührungsempfindlich sind, ebenso. Auch der Muttermund (die Zervix) kann sehr sensitiv sein.

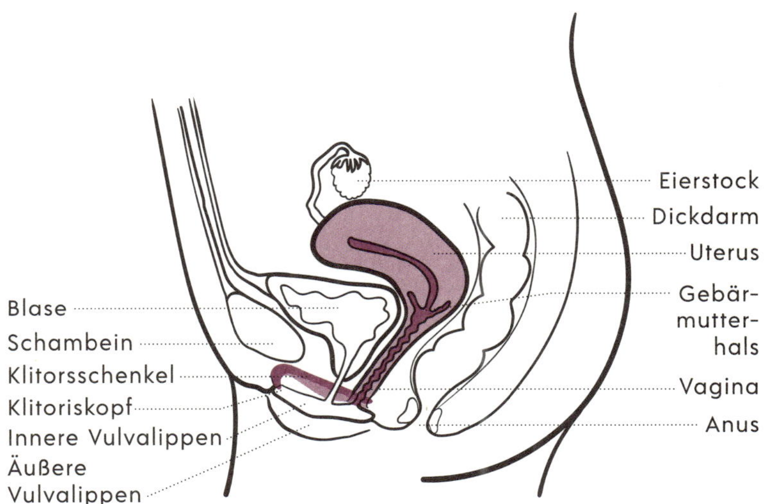


*Die Vagina und Klitoris im Ruhezustand*

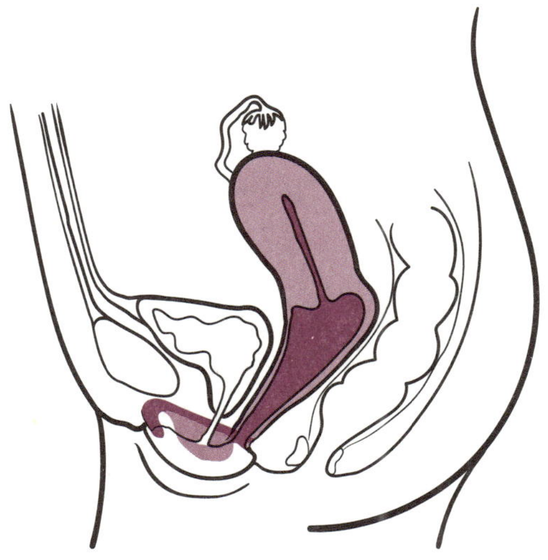

*Die Vagina und Klitoris im erregten Zustand*

Außerdem reagieren Gebärmutterhals und Muttermund auf Druck und Dehnung häufig mit Erregung. Beim »bumsfidelen« Rein-raus ist das jedoch selten der Fall, sondern eher bei schaukelnden und kreisenden Bewegungen – mehr dazu in Kürze.

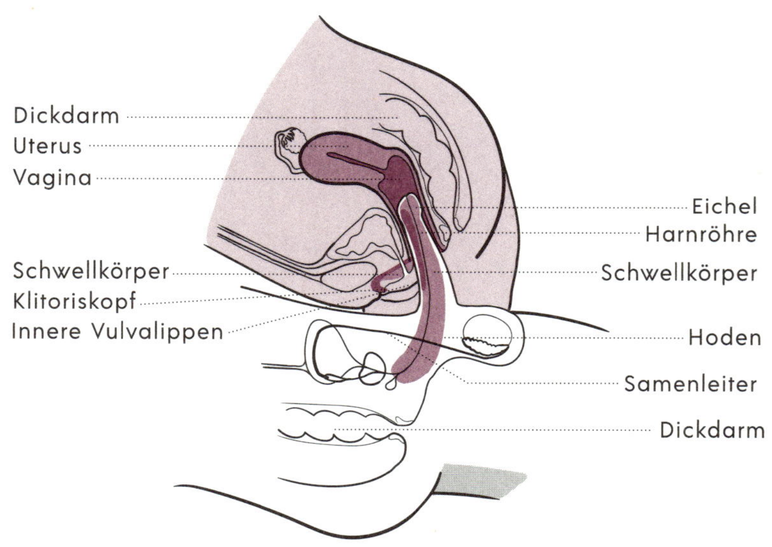


*Mann und Frau beim Geschlechtsverkehr*

## Und jetzt: Bitte anfassen!

Wenn du einmal theoretisch weißt, was wo liegt und welch faszinierende Größe die Klitoris hat, bedeutet das Erkunden des weiblichen Geschlechts vor allem, es anzufassen. In dich hineinzuhorchen, welche Berührung wo welche Empfindung in dir hervorruft, gerade an Stellen, die du bisher nur ganz selten anfasst. Viele Frauen berühren das Innere ihrer Vagina zum Beispiel nur, wenn sie sich einen Tampon einführen, auch die außen liegenden Teile des Geschlechts höchstens mal bei einer etwaigen Intimrasur. Eine Ausnahme bildet vielleicht der Klitoriskopf. Das ist sehr schade, denn es lohnt sich, auf Forschungsreise zu gehen. Versuche, dich dabei freizumachen von Erwartungen, wie sich etwas anzufühlen hat. Erwarte keine Erregung. Spüre einfach aufmerksam, was passiert. Ist es kühl? Oder warm? Spürst du ein Druckgefühl? Kitzelt es? Dann ist das oft nur der momentane Eindruck, das Gefühl wird sich mit der Zeit verändern, wenn du die neu entdeckten Körperregionen sensibilisierst. Je besser du dein Geschlecht in seiner faszinierenden Gesamtheit kennenlernst, es erfühlst, umso mehr wird es zum »Geschön«, das dir lieb und teuer ist. Nicht umsonst sprechen wir davon, etwas zu be*greifen*: Unsere Hände sind viel unbestechlichere Wahrnehmungsorgane als unsere Augen. Natürlich kann es sein, dass du beim Erfühlen deiner Vulva Lust bekommst, sie mit einem Spiegel anzuschauen und auch mit den Augen zu erforschen. Nur zu! Aber achte darauf, dass die Optik nicht zu sehr in den Vordergrund gerät und du anfängst, dich zu fragen, ob du im Intimbereich schön bist oder ob irgendwas zu lang, zu kurz, zu dick, zu dünn, zu hell, zu dunkel oder zu irgendwas anderes ist – ich empfehle dir hier die *Vulva Gallery* auf Instagram (@the.vulva.gallery). Dort kannst du sehen, wie unterschiedlich »völlig normal« sein kann. Jede Frau sieht anders aus, auch du bist dort perfekt, so wie du bist. Darum empfehle ich dir, deinen Körper mit der sinnlichen Wahrnehmung deiner Finger zu erkunden und hier – im wahrsten Sinne des Wortes – Berührungsängste abzubauen. Gleich folgen meine Vorschläge für deine Entdeckungstour, doch zunächst möchte ich dir einen grundsätzlichen Hinweis geben:

**Zu den Übungen in diesem Buch**

Du wirst hier immer wieder Übungen finden, die dein Sexleben stark verbessern können, wenn du sie regelmäßig machst. Das muss erst mal nicht viel Zeit in Anspruch nehmen, ein paar Minuten sind besser als einmal ganz lang und dann nie wieder. Du brauchst auch nicht alle Übungen auf einmal zu machen. Eine gute Möglichkeit ist es, hier bei Baustein eins anzufangen. Wenn du die vorgeschlagenen Übungen eine Weile trainierst und merkst, dass du spürbare Fortschritte machst, gehst du weiter zu den nächsten Übungen. Vielleicht stellst du dann fest, dass du manches ohnehin schon machst – dann kannst du den Part natürlich überspringen. Möglicherweise merkst du aber auch beim Lesen: Oh, das ist eine meiner Baustellen, da sollte ich mich drum kümmern – dann kannst du auch an dieser Stelle anfangen. Damit es dir gelingt, die Übungen auch wirklich regelmäßig in deinen Alltag zu integrieren, empfehle ich dir, sie an feste Bestandteile deines Tages zu knüpfen, etwa das Zu-Bett-Gehen, das Aufwachen, das Zähneputzen oder das Nach-Hause-Kommen von der Arbeit. So kannst du leichter neue Gewohnheiten etablieren.

## Übungen

### Eincremen

Wahrscheinlich cremst du regelmäßig dein Gesicht und deine Arme und Beine ein. Auch deine Vulva und deine Vagina gehören zu deinem Körper und freuen sich über eine liebevolle Zuwendung! Verwende am besten Bio-Bodylotion ohne viel Chemie oder direkt ein reines Öl wie Mandel- oder Kokosöl. Was du im Gesicht gut verträgst, mag normalerweise auch die Haut deines Geschlechts (und falls doch etwas juckt oder brennt – hüpf unter die Dusche). Vorsicht ist nur geboten, wenn du mit Kondomen oder einem Diaphragma verhütest, beides kann durch Öle, Cremes und Lotionen so beschädigt werden, dass sie durchlässig für Spermien werden. Falls du Cremes im Intimbereich nicht magst, kannst du auch ohne »cremen« den Bereich einfach liebevoll ausstreichen. Auf jeden Fall ist das auch eine schöne Vorbereitung für die nächste Übung:

### Einspüren

Taste dein Geschlecht mehrfach pro Woche ab. Gern jeden Tag zu einer bestimmten Zeit, zum Beispiel vor dem Einschlafen oder nach dem Aufwachen. Dabei geht es nicht ums Abtasten wie bei einer medizinischen Untersuchung, sondern um zärtliche und neugierige Erkundung. Am besten benutzt du einen Zeigefinger, mit dem du die Vulva ertastest und den deine Vagina aufnehmen kann. Falls dir das erst mal komisch vorkommt: Lächle dabei und halte das Lächeln. Du signalisierst deinem Gehirn damit, dass alles in Ordnung ist. Es wird darauf reagieren, indem es tatsächlich deine Stimmung hebt, diesen Mechanismus nennt man Facial Feedback.

Wichtig beim Tasten: Es gibt zwei Seiten, die etwas fühlen: deinen Finger und natürlich dein Geschlecht. Gehe darum in zwei Schritten vor:

1. *Konzentriere dich zunächst nur auf deinen Finger* und ignoriere, was Vagina und Vulva spüren (Ausnahme: Es tut weh, dann bitte vorsichtiger vorgehen). Was fühlt der Finger? Wo ist das Gewebe rau? Wo besonders weich? Wo warm? Wo feucht? Versuch, dir dein Geschlecht vorzustellen, male mit den Infos, die dein Fingersensor schickt, vor deinem geistigen Auge ein Bild. Mach nach der Übung eine kurze Pause.

2. *Im zweiten Teil der Übung fokussierst du dich ganz darauf, was die Vulva und die Vagina spüren,* wenn der Finger sie betastet. Dabei ignorierst du die Empfindungen im Finger. Wie fühlt sich die Berührung an? Ist sie kalt? Wo ist die Berührung intensiver? Gibt es Bereiche, an denen sie besonders ungewohnt ist? Wo ist die Berührung angenehm? Gibt es vielleicht einen Anflug von Erregung? Achtung: Ziel dieser Übung ist es nicht, Erregung herbeizuführen, sondern zu beobachten, was passiert – jedes Gefühl ist willkommen. Beim nächsten Üben kannst du dann in dich hineinhorchen, ob du bereits eine Veränderung spürst.*

Einige männliche (Mit-)Leser sind vielleicht der Ansicht, dass sie ihr Geschlecht schon sehr gut kennen. Und, ja, viele Männer haben ihren Penis und seine faszinierenden Möglichkeiten bereits seit ihrer Kindheit neugierig erkundet. Wie wir aber schon gesehen haben, geschieht diese Beschäftigung mit dem eigenen Geschlechtsteil zwar oft regelmäßig und mit Begeisterung, aber häufig auf die immer gleiche oder zumindest sehr ähnliche Art und Weise: eben die, die bei der Selbstbefriedigung besonders gut funktioniert. Außerdem gibt es durchaus auch Männer, die ihren Penis nicht mögen und in ihm nicht unbedingt einen Freund sehen. Doch egal, wie das bei dir ist: Erforschen bedeutet, die bekannten Wege zu verlassen und sich selbst auf neue Art anzufassen. Dabei wirst du zu Beginn wahrscheinlich nicht sofort von positiven Emotionen überwältigt, sondern erlebst das Vorgehen eher als technisch. Aber mit der Zeit wirst du merken: Auch der männliche Körper verfügt über weit mehr potenziell erogene

* Weitere Übungen zum Erkunden des weiblichen Geschlechts findest du zum Beispiel hier: www.lilli.ch/geschlechtsregion_frau_reise. Zum Erforschen des männlichen Geschlechts gibt es hier Anregungen: www.lilli.ch/koerperpflege_mann

Zonen als den Penis. Ist dir zum Beispiel dein Penis in seiner Gänze schon bewusst? Seine Schwellkörper reichen viel tiefer ins Körperinnere, als viele denken:

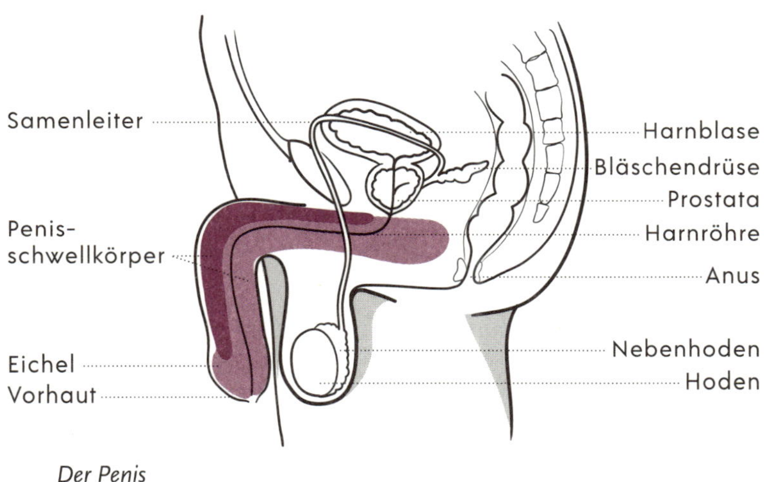


*Der Penis*

An dieser Stelle übergebe ich mit großer Freude an meinen Kollegen Frank. Er ist genau wie ich Sexualtherapeut, hat aber als Mann noch einmal einen anderen Blick auf die Dinge – ganz besonders, was männliche Sexualität betrifft.

### ♂ Von Mann zu Mann (Tipps von Frank Mielke)

Stell dich nackt stabil hin, schließe die Augen und spüre in dich hinein: Wo fühlst du deinen Penis? Ist er außen? Oder kannst du spüren, dass er tief in dir drin aufgehängt ist? Schwinge nun mit dem Penis hin und her. Lass ihn auf und ab hüpfen oder kreisen. Zieh sanft an ihm. Kneif auch den Po zusammen, lass ihn wieder los. Mithilfe dieser Bewegungen kannst du fühlen, dass dein Penis nicht vorn am Bauch befestigt ist, sondern von viel weiter innen kommt. Versuche zu spüren, wo deine Blase ist, deren Leitungen ja durch deinen Penis führen. Drücke auch einmal auf den Damm zwischen Hoden und Anus. Was passiert? Was spürst du?

# 2 Baustein Nummer zwei: Die Wertschätzung deines Körpers

Dein Körper ist natürlich mit deinem Geschlecht – oder Geschön – unauflöslich verbunden. Dein Körper ist Ursprung, Überbringer und Transformator deiner Lust und deiner Erregung. Er kann dir enormes Vergnügen bereiten. Wenn du ihn nicht gut findest, kann das dem Spaß am Sex logischerweise im Weg stehen. Deshalb ist es unglaublich wichtig, dass du deinen Körper wertschätzt – oder beginnst, ihn wertzuschätzen, wenn das bisher nicht der Fall ist.

Wertschätzung hat mit äußerer Erscheinung nichts zu tun. Es bedeutet also nicht, ab- oder zuzunehmen und dir einen flachen Bauch oder einen imposanten Bizeps anzutrainieren oder Silikon in die Brust implantieren zu lassen, bis du dem medial vermittelten »Schönheitsideal« entsprichst. Das wäre der falsche Weg. Du würdest so versuchen, dich in eine äußere, optische Schablone hineinzuquetschen. Doch nicht erst, wenn dir das gelungen ist, kannst du das, was du im Spiegel oder auf Selfies siehst, gut finden und mögen. Denn das ist kein echtes Mögen von innen heraus. Denn was würde passieren, wenn es nicht klappt mit der Diät? Oder wenn du älter wirst und es dir deswegen gar nicht mehr gelingen kann, bestimmten Wunschbildern zu entsprechen? Erst wenn du dich aus der Abhängigkeit von einer vermeintlichen äußeren Perfektion löst, wird eine lustvolle Sexualität in jeder Lebensphase möglich.

Natürlich kannst du dir aber auch nicht einfach vom Kopf her – also top-down – verordnen, deinen Körper super zu finden. Auch wenn du deine potenzielle Abneigung gegenüber deinem Körper analysierst, zum Beispiel in einer Psychotherapie, dich dabei von außen betrachtest und versuchst, theoretisch zu verstehen, warum du so empfindest, bringt das wenig, wenn du nicht den Umgang mit dir selbst veränderst. Dann werden sich auch deine negativen Gefühle nicht wandeln. In diesem Fall hast du zwar kognitiv verstanden, warum du fühlst, wie du fühlst, aber physisch nicht.

Ich schlage deshalb auch hier einen anderen Weg vor: den über den Körper, denn so hat er selbst Gelegenheit, dir zu zeigen, was für ein toller Freund er dir ist. Bottom-up, wie gesagt.

## Feel the love!

Bestimmt kennst du Menschen, die Freude an ihrem eigenen Körper ausstrahlen, obwohl sie nicht dem gängigen Schönheitsideal entsprechen. Diese unglaubliche Ausstrahlung haben sie meist, weil sie sich selbst gut finden. Das wirkt auch auf andere anziehend.

Wäre es nicht schön, selbst auch so zu strahlen?

Wenn du daran arbeiten möchtest, dann beginne, dich täglich liebevoll zu berühren. Nicht nur am Geschlecht, sondern überall. Ja, auch am Bauch, den du bisher zu dick oder zu schlaff findest, an den Armen, die dir zu dünn oder zu untrainiert vorkommen. Je mehr du dich selbst knuddelst, in den Arm nimmst, massierst, eincremst, liebevoll über deinen Körper fährst, aber auch erotisch streichelst, desto mehr ändert sich auch etwas auf der emotionalen Ebene.

Dein Körper gibt dir für diese wertschätzende und liebevolle Zuwendung nämlich sofort etwas zurück: schöne Gefühle. Du hast sicher schon einmal vom Botenstoff Oxytocin gehört, der die Bindung stärkt. Oxytocin wird auch »Kuschelhormon« oder »Bindungshormon« genannt. Es wird beim Orgasmus ausgeschüttet und sorgt für Gefühle tiefer Zuneigung, auch bei zärtlichen Berührungen und Hautkontakt, zum Beispiel zwischen Mutter und Baby beim Stillen. Dein Körper weiß zwar, dass du dich selbst streichelst und nicht jemand anders – darum kannst du dich auch nicht selbst kitzeln. Doch auch, wenn du dich selbst zärtlich berührst, wird Oxytocin produziert. Du kannst also durch liebevolle Berührung die Bindung und die Liebe zu dir selbst stärken. Dann kannst du es auch plötzlich glauben, wenn deine Partnerin oder dein Partner dir sagen: »Ich finde dich toll!«

## Übungen:

### Die sinnliche Minute

Bleib eine Minute länger als sonst in der Dusche oder der Badewanne. Mach die Augen zu und fahre mit den Händen deinen gesamten Körper ab. Fasse dich so an, wie du Menschen oder auch Gegenstände berührst, die du magst. Versuche, dich einzufühlen und nicht von vermeintlichen Unebenheiten oder Makeln stören zu lassen. Im Intimbereich bitte immer ohne Duschgel. Wenn du möchtest, verwende eine spezielle Intimwaschlotion, ich plädiere aber eher für gar nichts, weil du dich dann noch besser spüren kannst. Auf die gleiche Art und Weise kannst du dich auch nach dem Duschen eincremen.

## Ein Lied Liebe

Besonders schön ist es, wenn du dein Lieblingslied abspielst, während du dich berührst. Spüre auch hier liebevoll und wohlwollend, wie sich die Berührung anfühlt. Stell dabei deinen inneren Kritiker ab, der hat nichts zu melden, und switche stattdessen in den Genussmodus – wie eine Katze, die gestreichelt wird. Wenn der Kritiker in deinem Kopf zu laut wird, kannst du Folgendes tun: Konzentriere dich immer wieder auf das Gefühl an der Stelle, die du gerade berührst. Es macht nichts, wenn du zwischendurch kurz abgelenkt bist, denn du kannst lernen, immer wieder zurückzukommen. Beginnst du, dich zu bewegen oder zu tanzen? Umso besser!

## Der Blickwechsel

Wenn es eine bestimmte Stelle an deinem Körper gibt, die dir so überhaupt nicht gefällt, ist diese Übung für dich gemacht! Stell dich nackt vor den Spiegel und fixiere mit dem Blick die Zone, die du (noch) nicht magst. Als Nächstes spannst du den ganzen Körper an. Kneif die Augen ganz eng zusammen, beiß die Zähne zusammen, spann den Mund und den Kiefer an. Ja, lass deine Muskeln so hart werden, als wolltest du gleich wütend auf deine vermeintliche Problemzone losstürmen. Verstärke nun die Anspannung, atme bewusst flach, also *ohne* dass dein Atem in den Bauch strömt. Verstärke die Anspannung ein zweites Mal. Und ein drittes. Halte die Spannung, so lange es geht. Beobachte, was mit deiner Abneigung gegenüber der Körperstelle passiert. Erst, wenn du nicht mehr kannst, lass locker. So vollständig, wie es geht. Beginne nun, dich zu bewegen. Zunächst nur ganz leicht. Schüttele dich dann wie ein nasser Hund. Strecke dich wie eine Katze nach dem Schlaf. Mach Wellenbewegungen mit dem Körper. Wieg die Hüften. Bezieh auch dein Gesicht mit ein. Öffne die Augen weit, damit sich die Muskeln drumherum entspannen können und weich werden. Lass die Augenbrauen hüpfen. Beweg den Mund, lockere die Muskeln. Lass die Lippen dann leicht geöffnet. Lächle. Atme ganz tief aus, bis wirklich alle Luft draußen ist – und dann wieder ganz tief ein. Stell dir vor, du bist ein Glas und du füllst erst den unteren Teil, dann den mittleren und schließlich den oberen. Lass immer tiefere Atmung zu, spüre, wie die Luft immer tiefer in deinen Bauch fließt und ihn anhebt. Lass alles an dir noch weicher werden. Und atme weiter. Ganz tief. Immer tiefer. Spüre dabei, wie die Anspannung immer mehr weicht. Beobachte dein Gefühl, wenn du nun die Körperregion betrachtest, die dir vorhin noch nicht gefiel. Später kommen wir noch einmal genauer dazu, was dieser Übung zugrunde liegt.

### Der Kleiderwechsel

Versuche, immer Kleidung zu tragen, in der du dich *in diesem Moment* so richtig wohl und schön fühlst und die deinen Körper toll zur Geltung bringt. Kauf niemals Hosen oder Kleider, die dir noch nicht so richtig passen, sondern erst, wenn du ab- oder zugenommen oder deinen Körper sonst irgendwie verändert hast. Zwäng dich auch nicht in Kleidung, die dir früher mal gepasst hat. Wenn dein kneifender Hosenbund dir die ganze Zeit sagt: »Du bist zu dick, du bist zu dick, du bist zu dick«, wie willst du dann deinen Körper schön finden? Außerdem verhindert zu enge Kleidung die Bauchatmung – warum das problematisch ist, liest du im nächsten Abschnitt zum Thema Bewegung. Und falls du tatsächlich zu- oder abnimmst, solltest du dein Wohlfühl-Outfit dann diesem neuen Zustand anpassen – nicht umgekehrt.

Bevor wir zum nächsten Baustein kommen, möchte ich noch etwas hinterherschicken, damit du mich nicht missverstehst: Natürlich kannst du Sport machen und dich gesund ernähren. Du kannst selbstverständlich auch Gewicht verlieren und Muskeln aufbauen. All das ist wunderbar, wenn es dazu beiträgt, dass du dich *in diesem Moment* wohl in deiner Haut fühlst. Weil du die Bewegung genießt. Den Wind auf der Haut. Den Geschmack leckerer, gesunder Gerichte. Die Energie, die sie dir geben. Aber tu diese Dinge bitte nicht aus einem Gefühl des Defizits heraus, aus einem »Ich bin nicht gut so, wie ich bin« heraus. Denn du bist in jedem Moment gut, wie du bist, und nicht erst, wenn du dich äußerlich verändert hast. In Teil eins, Kapitel zwei hast du dich damit beschäftigt, wo du sexuell stehst. Dazu gehört es, diesen Status quo vollkommen anzunehmen, denn er ist dein Startpunkt. Du musst an der Haltestelle in den Bus steigen, an der du stehst – nicht drei Stationen weiter, auch wenn du von da aus schneller am Ziel wärst.

Genauso ist es mit deinem Körper: Er ist deine Haltestelle. So, wie er jetzt ist, ist er perfekt dazu geeignet, dir Wohlbefinden und Lust zu spenden – und er wird zu jedem anderen Zeitpunkt in der Zukunft ebenso dazu geeignet sein, ganz egal, wie genau er aussieht.

# 3 Baustein Nummer drei: Bewegung

Du hast dich vielleicht bei der Übung »Blickwechsel« gefragt, wieso du beginnen sollst, dich zu bewegen, um eine positivere Einstellung deinen vermeintlichen Problemzonen gegenüber zu gewinnen. Dafür gibt es einen ganz einfachen Grund: Wenn wir uns locker bewegen und dabei unsere Bauchatmung vertiefen – das geschieht bei Bewegung ganz automatisch –, stimulieren wir den Vagusnerv im autonomen Nervensystem, also dem Teil, der nicht bewusst vom Kopf steuerbar ist. Das verringert Stress und löst in uns Gefühle von Sicherheit und Freude aus.

Lockere Bewegung beziehungsweise tiefe Bauchatmung verändert unsere Gefühle also automatisch zum Positiven. Darum hilft es auch so gut gegen Niedergeschlagenheit und schlechte Laune, einfach den Lieblingssong anzustellen und draufloszutanzen, zu joggen oder flott spazieren zu gehen. Und wenn wir dann – während des Tanzens oder direkt nach unserer Runde an der frischen Luft – unsere Aufmerksamkeit auf unseren »schwabbeligen« Bauch oder unsere »dürren« Arme richten, stören die uns wie durch ein Wunder plötzlich nicht mehr oder viel weniger. Wie wir mit dem Körper umgehen, beeinflusst unsere Emotionen. Das gilt auch beim Sex: Je mehr wir uns dabei bewegen, desto positiver nehmen wir uns selbst und unseren Partner oder unsere Partnerin wahr. Wir können unsere ganze Zuneigung spüren und in den Sex mit einfließen lassen. Und auch das, was wir beim Sex tun –

selbst, wenn wir etwas Neues ausprobieren –, erscheint erst einmal in positivem Licht. Auch Sorgen, ob die Erektion wohl hält, ob wir zum Höhepunkt kommen oder ob es zu schnell geschieht, haben so eine geringere Chance, uns die Lust und den Genuss am Sex zu nehmen.

Spannen wir uns im Gegensatz dazu stark an, (über-)aktivieren wir den Sympathikus. Das ist wiederum der Teil des autonomen Nervensystems, der unter anderem Stressreaktionen steuert wie die bekannte Kampf-oder-Flucht-Reaktion (Fight-or-flight-Reaktion). Sie ist ein evolutionäres Erbe unserer Vorfahren, die noch im Urwald gegen wilde Tiere und andere Gefahren kämpfen mussten. Dabei war es entscheidend, schnell richtig zu reagieren. Die Palette sinnvoller Reaktionen war begrenzt: Es ging entweder darum, sich zur Wehr zu setzen (fight) oder zu fliehen (flight) – je nach Situation konnte es aber auch angebracht sein, eine Weile still zu verharren (freeze) oder in eine Schreckstarre zu verfallen (fright), bis sich die Möglichkeit zur Flucht oder zum Kampf ergab. Sobald das Gehirn eine Situation als bedrohlich bewertet, wird darum eine umfassende Kettenreaktion angestoßen. Das kann durch die Wahrnehmung von etwas potenziell Bedrohlichem geschehen – etwa, weil irgendwo Gebrüll zu hören ist oder im Augenwinkel eine Bewegung wahrgenommen wird. Über einen Body-Feedback-Prozess kann solch eine Kettenreaktion auch dann erfolgen, wenn sich der Körper zunächst anspannt. Sie beginnt mit der Ausschüttung der Stresshormone Adrenalin und Noradrenalin in den Nebennieren. Diese erhöhen die Herzfrequenz, erweitern die Bronchien in den Lungen für eine bessere Sauerstoffaufnahme, pumpen Blut in die Muskeln und schärfen die Reaktionsschnelligkeit.

In diesem Zustand kannst du durchaus Erregung spüren: Du erinnerst dich an den Anspannungs- und Reibungsmodus bei den Erregungstypen, wo die Erregung zu einem guten Teil durch Anspannung generiert ist. Auch beim typischen »Bumsen« steht vor allem der Mann meistens unter starker Spannung, weil es sehr viel Kraft braucht, um sich in dieser Position zu halten. Zwar bewegt er sich partiell, aber die Atmung bleibt flach. Die Partnerin oder der Partner, also die oder der, der »gebumst« *wird*, bewegt sich hingegen fast gar nicht, spannt sich aber vielleicht ebenfalls an, um vorhandene Erregung zu halten, oder auch einfach, um dagegenzuhalten.

Das Problem: Mit stark aktiviertem Sympathikus wirst du dein Gegenüber schnell als deinen Gegner empfinden – ob das nun der Mensch ist, mit dem du gerade Sex hast, oder dein Bauch oder Bizeps, den du im Spiegel betrachtest. Das hat damit zu tun, dass deine Wahrnehmung im Kampf-oder-Flucht-Modus einer sogenannten Negativity Bias folgt: Sie zwingt dich in einen Alarmzustand und damit dazu, alles, was du wahrnimmst, im Zweifel als potenzielle Bedrohung einzuordnen. Im Laufe der Evolution war das vorteilhaft: Der Pessimist, der eine unbekannte Form im Dschungel als gefährliches wildes Tier deutete und das Weite suchte, hat eher überlebt als der Optimist, der weiterging und dann statt auf den vermuteten Hügel – ups! – auf einen Säbelzahntiger traf. Alle Sinne in höchster Alarmbereitschaft zu haben war fürs Überleben unserer Urahnen wichtig – beim Sex ist dieser Zustand aber eher kontraproduktiv. Wirst du zum Beispiel durch eine »falsche« Bewegung deines Gegenübers oder ein Geräusch aus dem Kinderzimmer abgelenkt, kannst du die Spannung, auf der deine Erregung gründet, nicht halten. Und, schwupps, sind beide futsch.

Zu lernen, den Vagus zu stimulieren, ist also ein Superziel für deinen Plan, lustvollen und erregenden Sex zu erleben! Möchtest du beim Sex aber nicht nur genießen, sondern auch eine Chance haben, zum Höhepunkt zu kommen, darf dich

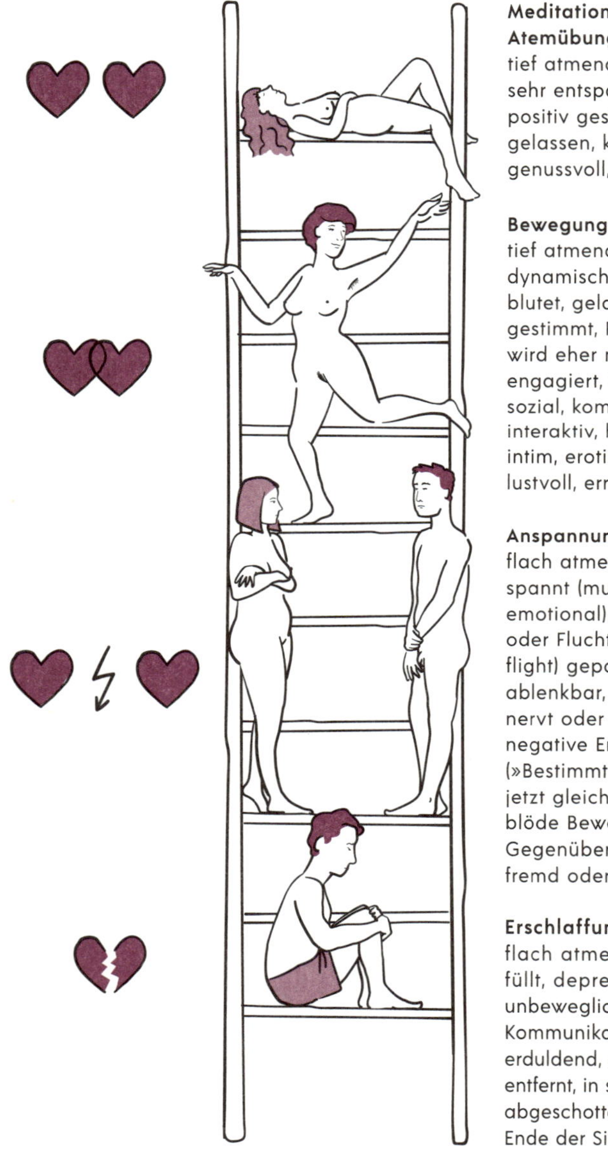

**Meditation, Massage, Atemübung**
tief atmend, passiv, sehr entspannt, positiv gestimmt, gelassen, kreativ, genussvoll, sinnlich

**Bewegung**
tief atmend, aktiv, dynamisch, durchblutet, gelassen, positiv gestimmt, Flow-Zustand wird eher möglich, engagiert, kreativ, sozial, kommunikativ, interaktiv, herzlich, intim, erotisierbar, lustvoll, erregbar

**Anspannung**
flach atmend, angespannt (muskulär und emotional), auf Angriff oder Flucht (fight or flight) gepolt, kritisch, ablenkbar, leicht genervt oder gelangweilt, negative Erwartung (»Bestimmt macht er/sie jetzt gleich wieder diese blöde Bewegung!«), Gegenüber erscheint oft fremd oder feindlich

**Erschlaffung**
flach atmend, angsterfüllt, depressiv, hilflos, unbeweglich, keine Kommunikation möglich, erduldend, emotional entfernt, in sich gefangen, abgeschottet, Hoffen auf Ende der Situation

*Das autonome Nervensystem (Inspiriert von Deb Dana, Therapeutin)*

der Vagus auch nicht zu sehr relaxen. Das könnte zum Beispiel bei einer Meditation, einer die Bauchatmung vertiefenden Atemübung oder einer Massage der Fall sein. Dann kannst du zwar großen Genuss erleben, aber um echte sexuelle Erregung zu spüren, ist das meist zu wenig. Damit die sich aufbauen kann, brauchen wir eben die Bewegung. Sie hat also noch mehr Vorteile, als »nur« unsere Laune zu heben, denn sie beinhaltet immer einen Wechsel von Spannung und Entspannung. Das liegt daran, dass jeder Muskel einen Gegenspieler hat. Bei Bewegung werden diese abwechselnd angespannt. Wenn du zum Beispiel deinen Arm beugen möchtest, ist der diese Bewegung hauptsächlich ausführende Muskel der Bizeps. Er ist der sogenannte Agonist, der zusammengezogen wird. Der Trizeps auf der Armrückseite ist der Antagonist, der Gegenspieler, er wird bei dieser Bewegung passiv gedehnt. Streckst du den Arm wieder, ist es umgekehrt: Dann wird der Trizeps angespannt und der Bizeps gedehnt. Bei der gesamten Aktion wird der bewegte Oberarm gut durchblutet, was seine Empfindsamkeit erhöht.

Ließest du aber den Bizeps längere Zeit angespannt, ohne ihn zu bewegen, würde das Blut aus ihm herausgepresst, ohne dass Nachschub ankommen könnte, er wäre also schlechter durchblutet. Da auch Nerven auf gute Blutversorgung angewiesen sind, um optimal zu funktionieren, würden diese unempfindlicher. Das ist so ähnlich, wie wenn du dich im Schlaf auf deine Hand legst, die sich dann beim Aufwachen erst mal taub anfühlt.

Das Ganze lässt sich auf dein Geschlecht übertragen: Spannst du hier die Muskeln zu lange an, ist die Anspannung zwar zunächst stark sexuell erregend, nach einer Weile wird die ganze Region aber unempfindlicher, Erregung kann verschwinden. Bewegst du dich hingegen, geschieht das Gegenteil: Dein Körper und dein Geschlecht werden besser durchblutet und empfänglicher für Berührungen, sexuelle Erregung kann fließen, denn die Nervenbahnen sind frei. Du spürst Berührungen darum nicht nur punktuell, sondern großflächiger, sie können sich ausbreiten. Anfangs kann das irritieren und du wirst die Berührung vermutlich nicht als erregend, sondern vielleicht eher als merkwürdig oder ungewohnt empfinden. Diese Irritation verschwindet mit fortschreitender Sensibilisierung. Deine Vagina wird bei besserer Durchblutung außerdem leichter feucht und auch weiter, damit sie zum Beispiel einen Penis aufnehmen kann.

## Komm in Bewegung

Aus all diesen Gründen ist es eine sehr gute Idee, beim Sex anzufangen, sich mehr zu bewegen. Wie bereits erwähnt, ist Sex viel mehr als nur Geschlechtsverkehr und umfasst alles von Selbsterregung und -befriedigung übers Küssen bis hin zu Petting. Wie du dich bewegen sollst? Das ist erst mal egal. Schaukle, kreise, schiebe dein Becken in verschiedene Richtungen. Beobachte, wie sich deine Empfindung dabei verändert und an welchen Stellen du plötzlich etwas fühlst, die zuvor weiße Flecken auf deiner Empfindungslandkarte waren. Du kannst damit bei der Selbstbefriedigung beginnen, um dich daran zu gewöhnen und herauszufinden, was dir liegt und was du gerne magst. Anfangs ist das ungewohnt. Es kann sich vielleicht sogar erst einmal unangenehm – oder zumindest nicht erregend – anfühlen, weil die entsprechenden Nervenendigungen noch nicht sensibilisiert sind.

Um dieses anfängliche Unbehagen zu überbrücken, lächle. Wie bereits erwähnt, reagiert dein Gehirn über den Facial-Feedback-Prozess mit der Ausschüttung von Botenstoffen, die zu gesteigertem Wohlgefühl führen, auch wenn das Lächeln im ersten Moment ein Fake ist. Versuche außerdem, bei der Selbstbefriedigung und beim Paarsex zu stöhnen oder tief zu seufzen. Beides vertieft die Atmung und verstärkt so die Aktivierung des Vagus. So werden sich anfängliche Berührungsängste mit der Zeit legen und Platz machen für angenehme Gefühle.

## Übung: Achterbahn

Nimm dir ein großes Blatt Papier (DIN-A4) und male darauf eine liegende Acht, die das ganze Papier ausfüllt. Stelle nun deine Füße links und rechts neben die kurzen Seiten des Blattes, sodass du über dem Papier stehst. Stelle dir nun ein Lot vor, das senkrecht von deiner Vagina oder der Spitze deines Penis nach unten hängt. Deine Aufgabe ist es, die Kurven der Acht mit dem Lot nachzuzeichnen. Du wirst auf diese Weise deine Hüften beziehungsweise dein Becken zum Schwingen bringen. Wenn du den Bogen schon etwas raushast, beginne zu experimentieren. Steigere zwischendurch mal das Tempo, werde dann wieder langsamer. Wechsele die Richtung. Versuche, die Bewegung größer werden zu lassen. Mach sie mal mikroklein und dann wieder etwas größer. Schwinge deine Hüften auf diese Weise zwei bis fünf Minuten.

Bist du eine Frau, mach direkt danach noch einmal die Übung »Einspüren« aus »Baustein Nummer eins: Neugier auf dein Geschlecht«. Prüfe mit den Fingern nach: Hat sich etwas verändert? Wenn ja, spürst du es nicht nur mit den Fingern, sondern auch in der Vagina? An der Vulva? Hat sich in puncto Feuchtigkeit etwas verändert?

Bist du ein Mann, betaste deinen Penis (bewusst nicht nur an der Eichel), deine Hoden und den Bereich zwischen Hoden und Anus und spüre in dich hinein, ob sich etwas anders anfühlt, als du es kennst.

**Variante:** Wenn du die Bewegung einmal verinnerlicht hast, kannst du eine gedachte liegende Acht auch bei der Selbstbefriedigung oder beim Sex mit deinem Partner oder deiner Partnerin beschreiben (oder auch andere Formen: eine Blume, einen Kreis ...). Benutze dazu, genau wie in der Übung im Stand, dein Becken. Wie verändert sich dein Fühlen? Falls du die Acht (die Blume, den Kreis) beim Sex ausprobierst: Bemerkt deine Partnerin oder dein Partner eine Veränderung?

## Übung: Katze

Auch der Oberkörper kann zum Verteilen und Verstärken der Erregung beitragen und die Emotionen positiv beeinflussen. Denke einmal daran, wie sich Katzen Streicheleinheiten holen, indem sie ihren Körper oder ihr Köpfchen an einem Gegenstand oder einer hingehaltenen Hand reiben, sich daran entlangdrücken oder anschmiegen. Stell dir nun vor, du bist eine Katze. Leg eine Hand irgendwo auf deinen Oberkörper. Versuche dann, deinen Oberkörper so zu bewegen, dass er sich Streicheleinheiten von der Hand holt, ohne dass diese aktiv streichelt. So kommt dein Oberkörper in eine aktive Bewegung und du kannst dadurch viel besser steuern, wie stark oder sanft du berührt werden möchtest. Das Gleiche kannst du später beim Sex mit deinem Partner oder deiner Partnerin einsetzen, indem du dir Berührungen von seinen oder ihren Händen oder seinem oder ihrem Körper holst. Ziel dieser Übung ist es, beim Sex die Bewegung durch deinen ganzen Körper fließen zu lassen, von den Füßen bis zum Kopf – und nicht, wie es viele machen, beim Bauch zu stoppen.

# 4 Baustein Nummer vier: Beckenboden und Beckenschaukel

## Der Beckenboden

Glaubt man einschlägigen Zeitschriften, gewinnt man zuweilen den Eindruck, man müsse – vor allem als Frau – nur den Beckenboden trainieren, und schon geht beim Sex die Post ab. Ganz so simpel ist es nicht, aber ein Beckenboden, der nicht schlaff durchhängt oder dauerangespannt, sondern so fit ist, dass er gezielt an- und vor allem auch wieder *ent*spannt werden kann, leistet einen großen Beitrag zu erfülltem Sex. Und zwar bei Frauen *und* Männern – auch wenn Letztere das selten in gleichem Maße auf dem Schirm haben wie Frauen, denen immer wieder die Bedeutung eines straffen Beckenbodens nahegelegt wird – sei es im Rückbildungskurs nach einer Geburt oder in den erwähnten Magazinen, oder um Inkontinenz vorzubeugen.

Der Beckenboden liegt nicht nur wie ein Deckel unter den inneren Organen und stützt sie, sondern er umschließt auch Teile der Sexualorgane: bei der Frau die Vagina, beim Mann den Penis, der zu einem Drittel im Körperinneren liegt. Wenn du lernst, den Beckenboden gezielt zu aktivieren, sorgst du nicht nur für Durchblutung und Sensibilisierung deines Geschlechts, sondern du gewinnst außerdem sehr viel Kontrolle über deine sexuelle Erregung.

**Von Mann zu Mann (Tipps von Frank Mielke)**

Viele Männer spannen bei der Selbstbefriedigung – und auch beim Paarsex – den Beckenboden stark an. Das kann nach einer Weile die Blutzufuhr abschnüren und deine Erektion beeinträchtigen. Wenn du aber lernst, deinen Beckenboden anzuspannen und auch wieder zu entspannen, kannst du deine Erektion viel besser steuern. Er trägt dann dazu bei, immer wieder Blut in den Penis zu pumpen. Vielleicht weißt du nicht, wie du deinen Beckenboden gezielt ansteuern kannst? Dann hilft die Vorstellung, die Penisspitze nach innen zu saugen und zu halten.

Sobald du weißt, um welche Muskeln es geht, ist es ganz leicht, Sensibilität für deinen Beckenboden und die Kontrolle darüber spielerisch zu trainieren. Die folgenden Übungen kannst du mit schlaffem Penis machen, aber auch mit erigiertem oder halb erigiertem Penis.

1. Besorge dir Fingerfarbe für Kinder und bekleckere die Spitze deines Penis damit. Nun versuche, auf einem Blatt Papier, das du vor deinen Penis hältst, nach und nach ein Bild zu malen – und zwar ausschließlich, indem du den Beckenboden anspannst und so deinen Penis bewegst.
2. Nimm etwas Alufolie und knülle daraus kleine Kügelchen. Lege sie auf die Oberseite deines Penis. Lasse sie dann hüpfen, indem du den Beckenboden anspannst. Vielleicht versuchst du auch, ein Ziel zu treffen?
3. Stelle dich nackt vor einen Spiegel und lass deinen Penis auf und ab hüpfen, indem du den Beckenboden an- und wieder entspannst.
4. Baue während der Selbstbefriedigung eine Pause beim Rubbeln deines Penis ein. Ein guter Zeitpunkt ist, wenn deine Erregung sich bereits stark gesteigert hat und du spürst, dass dein Penis sich schon sehr prall anfühlt. Lege dich dann auf den Rücken und klappe deinen Penis in Rich-

tung Bauch nach oben. Atme bewusst 30 Sekunden ein und aus und bewege deinen Penis dann mit dem Beckenboden zwei bis drei Mal hintereinander, sodass er sich von deiner Bauchdecke abhebt. Wiederhole das nach Belieben.

Auch als Frau weißt du natürlich nicht automatisch, wo sich dein Beckenboden befindet, wie er sich anfühlt und wie du ihn anspannst. Vor allem nicht, wenn du noch nie so etwas wie Beckenboden-Gymnastik gemacht hast. Du kannst ihn dir wie ein Trampolin vorstellen. Er besteht aus übereinanderliegenden Muskelschichten, diese sind an den Eckpunkten Schambein, Kreuzbein und Sitzbeinknochen aufgehängt. Dieses Trampolin gilt es nun, willentlich straff spannen oder entspannen zu können. Es hat Öffnungen für den Darm, die Vagina und die Harnröhre, die jeweils von eigenen ringförmigen Muskeln umschlossen sind, die wiede-

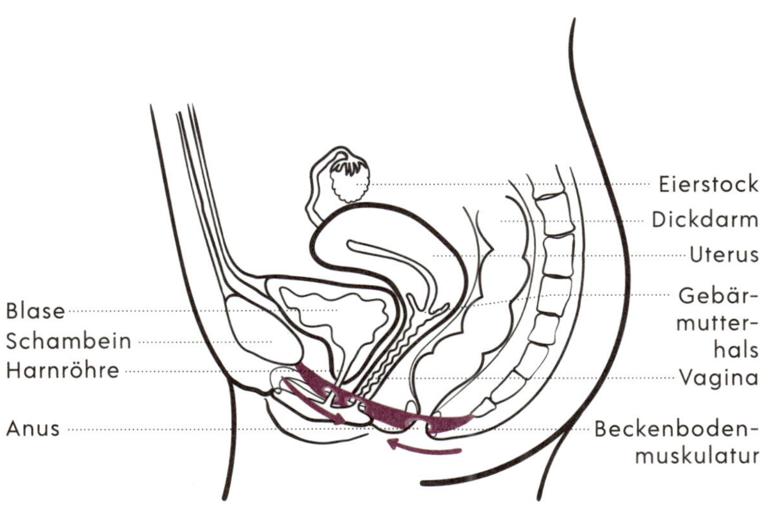


*Beckenboden*

rum mit dem Beckenboden verbunden sind. Deshalb spürst du auch deine Beckenbodenmuskeln, wenn du dir den Harn- oder Stuhldrang verkneifst. Du spürst deinen Beckenboden zum Beispiel auch, wenn du versuchst, einen Tampon nur mit Muskelkraft in die Vagina hineinzuziehen oder herauszudrücken.

Am besten setzt du dich jetzt gerade hin, stellst die Füße auf den Boden und versuchst einmal, die genannten Punkte kurz nacheinander anzusteuern. Spiele ein bisschen damit. Klappt das, kannst du einen Schritt weitergehen, und zwar so:

## Übungen

### Der Beckenboden-Aufzug

Setz dich gerade hin, stell die Füße auf den Boden.

Konzentriere dich zunächst auf deine Atmung. Atme ruhig und tief ein und aus, sodass sich besonders deine untere Bauchdecke hebt und senkt. Hast du einen angenehmen Rhythmus gefunden, geht es los:

*Beim Ausatmen* stellst du dir nun vor, dein Beckenboden fährt Lift nach oben. Spann ihn an und zieh die Muskeln hoch. Fahre zunächst in die erste Etage, halte an, lass imaginäre Passagiere aussteigen. Ziehe die Muskeln dann noch höher und fahre in die zweite und schließlich in die dritte Etage.

*Halte hier oben kurz den Atem an* und warte einen Moment.

*Beim Einatmen* lässt du den Beckenboden möglichst wieder genauso sachte und kontrolliert Etage für Etage nach unten fahren. Ganz unten lässt du die Muskelspannung komplett los.

Diese Übung ist super, um mehr Kontrolle über deinen Beckenboden zu erlangen und zu spüren, worauf es ankommt. Denn es ist wesentlich, die bewusste Steuerung des Beckenbodens zu trainieren. Manchen – vor allem jungen – Frauen fällt das Lockerlassen schwerer als das Anspannen, bei älteren Frauen ist es oft umgekehrt. Beides solltest du üben. Den Beckenboden in dieser Übung nur beim Ausatmen anzuspannen ist wichtig, weil beim Einatmen der Strom deines Atems von oben dagegendrücken würde. Das entspräche nicht der natürlichen Bewegung und auf die Dauer könnte der Beckenboden dadurch an Spannkraft verlieren. Lässt du beim Einatmen locker, hilft dir dein Atem bei der Entspannung. Falls du Yoga, Pilates oder andere Formen der Gymnastik machst, bei denen oft der Beckenboden mit einbezogen wird, denk bitte auch hier daran, immer bei der Anspannung auszuatmen.

Keine Sorge, du musst die Aufzug-Übung nicht beim Sex machen (obwohl das Spaß machen kann!), aber wenn dein Körper einmal begriffen hat, wie es geht, und dein Beckenboden fit ist, brauchst du gar nicht mehr groß darüber nachzudenken.*

* Allerdings gibt es beim Beckenboden ein Problem: Du siehst nicht, ob du den richtigen Muskel anspannst – wie zum Beispiel, wenn du den Bizeps anschwellen lässt. Es kann durchaus sein, dass du glaubst, du machst die Übung am richtigen Ort mit den richtigen Muskeln, und irrst dich dennoch. Wenn du sichergehen möchtest, empfehle ich dir einen Beckenbodenkurs oder Einzelstunden bei einer darauf spezialisierten und zertifizierten (Beckenboden-)Physiotherapeutin oder einem Physiotherapeuten. Beckenbodenspezialisten erkennst du in Deutschland an der Qualifikation »Physio pelvica«, eine Therapeutenliste gibt's auf der Seite www.ag-ggup.de. In vielen Fällen zahlt sogar die Krankenkasse einen Kurs oder bezuschusst ihn, Einzeltherapien kann auch eine Ärztin oder ein Arzt verordnen – hier solltest du dich vorher erkundigen.

### Das Drei-Sekunden-Ritual

Regelmäßiges Training ist wichtig. Spann deinen Beckenboden im Laufe des Tages immer mal wieder drei Sekunden kurz fest an – denk dabei bitte daran, wieder loszulassen. Damit du die Übung nicht vergisst, verknüpfst du sie am besten mit einer Tätigkeit, die du regelmäßig ausführst, zum Beispiel beim Zähneputzen oder nach dem Pipimachen.

### Der Hexenbesen

Diese Übung hilft dir besonders, wenn du dich tendenziell zu stark anspannst. Alle anderen Frauen kann sie darin unterstützen, noch besser zu verstehen, welche Muskeln gemeint sind, wenn es darum geht, den Beckenboden anzu- oder zu entspannen.

Nimm einen Besenstiel zwischen die Beine, als wärst du eine Hexe. Drücke ihn im Stehen einmal gezielt gegen deinen Damm – um diese Region geht es. Leg den Stiel dann auf den Boden und setz dich darauf, die Beine nach vorne ausgestreckt. Dein Damm soll auf dem Besenstiel liegen. Stütz dich hinter dem Po mit den Händen auf dem Fußboden ab, um den Druck deines Damms auf dem Besenstiel zu regulieren. Diese Position ist bei angespanntem Beckenboden schmerzhaft und darum nur aushaltbar, wenn du den Beckenboden komplett entspannst – diese Übung zeigt dir also auf etwas brachiale Weise, was Anspannung des Beckenbodens bedeutet und was nötig ist, um sie zu lösen. Du kannst den Besenstiel auch einmal leicht schräg nach rechts ausrichten und dann von Sitzhöcker zu Sitzhöcker darüberrollen. Dann richte ihn leicht schräg nach links aus und rolle darüber. Beides wird dir nur gelingen, wenn du im Beckenboden lockerlässt.

## Die Beckenschaukel

Wir wissen bereits, dass sich viele Menschen nicht in einem Wechsel von An- und Entspannung bewegen, wenn sie in sexuelle Erregung kommen wollen, sondern sich stark anspannen. Die damit verbundenen Nachteile haben wir im vorigen Kapitel kennengelernt. Um diese zu überwinden, ist Bewegung der Schlüssel. Aber um einen Orgasmus zu erleben, reicht es meist nicht, wenn wir uns *irgendwie* bewegen. Dazu müssen wir ab einem gewissen Punkt die Bewegung nutzen, um die im Körper verteilte Erregung »einzusammeln«, zu kanalisieren und zu fokussieren. Gelingt das, kann sie einen Orgasmus auslösen, der sich dann wiederum im Körper breitflächig ausbreiten kann. Du kannst dir das so ähnlich vorstellen wie ein Brennglas, das Sonnenstrahlen auf einen Punkt konzentriert und dadurch einen Funken produzieren kann, der ein Feuer entfacht. Oder einen Brunnen, der Wasser aus verschiedenen Rinnsalen zu einem Strahl verdichtet, der in einem Bassin landet und die Wasseroberfläche vom Punkt des Auftreffens ausgehend in konzentrische Bewegung versetzt.

Dieses Einsammeln der Erregung funktioniert am besten, wenn wir das Becken rhythmisch schaukelnd bewegen. So kannst du die sexuelle Erregung kanalisieren, ohne dass du dich dafür permanent anspannen musst. Dadurch »kannst« du auch länger. Erinnere dich bitte noch einmal an die Achterbahn-Übung aus Baustein Nummer drei: Diese Acht war bereits eine Abwandlung der Beckenschaukel, um die es jetzt gehen soll. Ihre Grundform ist beim Sex noch universeller und unauffälliger einsetzbar als die Acht-Variante und eine tolle Möglichkeit, dein Erleben und deine Erregung gezielter zu steuern. Hast du deine Erregung mittels Beckenschaukel kanalisiert und kommst zum Höhepunkt, kannst du die Erregung durch Bewegung des Oberkörpers – also Brustbein und Schultern – weiter wellenförmig im Körper verteilen.

Mit der Beckenschaukel-Bewegung steigerst du einerseits die Durchblutung deines Körpers und deines Geschlechts und wirst empfindsamer, andererseits kannst du deine Erregung mit deinem Körper steuern. Das gilt für Frauen wie Männer. Wichtig ist hier, dass du die Bewegung nicht nur gymnastisch machst und mit den Gedanken woanders bist, sondern dass du hineinspürst und die Bewegung aktiv wahrnimmst. Immer mehr und mehr.

Viele Menschen fühlen sich abhängig von ihren Fantasien, um sich sexuell zu erregen. Doch Fantasien sind tatsächlich die Folge dessen, wie du deinen Körper einsetzt (mehr dazu im Kasten unten). Setzt du die Beckenschaukel beim Sex ein, werden sie sich wahrscheinlich verändern, das kann zunächst ungewohnt sein. Am besten übst du die Beckenschaukel aber erst einmal »trocken«, damit nicht nur dein Kopf, sondern auch dein Körper die Bewegung versteht und erinnert. Dann experimentierst du damit bei der Selbstbefriedigung und irgendwann wirst du sie ganz von selbst in den Paarsex einbringen.

Du kannst die Beckenschaukel im Liegen, im Stehen, im Sitzen, auf allen vieren oder in jeder anderen Position machen. Das heißt, sie ist auch bei Stellungen einsetzbar, in denen du bisher eher passiv warst. Am besten übst du sie erst einmal im Liegen. So hast du die Unterlage als zusätzlichen Anhaltspunkt und kannst dich ganz auf die Bewegung fokussieren. Das fühlt sich am Anfang wahrscheinlich an wie Gymnastik und darum vielleicht ein bisschen komisch, aber mit der Zeit wird dir die Bewegung so in Fleisch und Blut übergehen und du wirst nicht mehr drüber nachdenken.

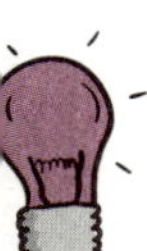

## Sexuelle Fantasien

Hättest du gedacht, dass sexuelle Fantasien das Ergebnis des Körpereinsatzes beim Sex sind? Wenn du dich stark anspannst, bekommst du auch angespannte Fantasien. Dann erscheinen in deinem Kopfkino keine romantischen Bilder, sondern du denkst eher an knallhartes Ficken, an Brutales, vielleicht an Sado-Maso-Spielereien. Diese Fantasien wirken dann wieder zurück auf deinen Körper und verstärken die Anspannung – so kann der subjektive Eindruck entstehen, dass erst die Fantasien die Erregung hervorrufen und dass du sie benötigst, um sexuell erregt zu werden und zu bleiben. Wie bereits beschrieben, kannst du durch Anspannung erzeugte sexuelle Erregung zunächst schnell steigern, sie aber nicht lange halten. Bei einem Quickie kann das sehr vorteilhaft sein. Auch bei der Selbstbefriedigung ist das kein Problem, weil du selbst bestimmen kannst, wann du wie kommst. Beim Sex mit anderen kannst du damit auf Hindernisse stoßen. Angenommen, du sitzt zu Hause am Schreibtisch. Du hast dich mit deinem Partner oder deiner Partnerin zum Sex verabredet und möchtest nicht »kalt starten«. Du spannst dich an, um deine sexuelle Erregung wie bei der Selbstbefriedigung zu steigern, dabei erscheinen entsprechende Fantasien in deinem Kopf. Dann gehst du ins Schlafzimmer hinüber – und wirst von deinem Gegenüber am ganzen Körper zärtlich gestreichelt. Die Anspannung verschwindet und du verlierst sowohl deine Fantasien als auch deine Erregung. Das kann dich verunsichern und du hast vielleicht den Eindruck, er oder sie habe etwas falsch gemacht. Doch dein Körper reagiert hier ganz einfach so, wie du es ihm beigebracht hast.

Doch keine Sorge: In deinem Körper liegt auch der Schlüssel zur Lösung, wenn du lernst, deine sexuelle Erregung mit Bewegung zu steuern. Bewegung im Wechsel von An- und Entspannung macht die sexuelle Erregung viel fließender und

verteilt sie mehr im Körper. Sie steigert sich langsamer und vor deinem inneren Auge erscheinen dabei tendenziell auch weichere Bilder. Vielleicht denkst du ans Knutschen oder ans Verführen, an ein Spiel mit der Erregung, die sich langsam steigert, dabei spürst du liebevollere Emotionen. Vielleicht hast du gar keine Fantasien, weil du völlig im Moment, in deinem Körper und deinem Gegenüber bist.
Dann gibt es noch die Möglichkeit, dass du zum Beispiel eine erotische Geschichte gelesen oder einen Porno geschaut hast und dich aktiv daran erinnerst – bei der Selbstbefriedigung oder beim Sex mit anderen. Auch dann bringst du deinen Körper in einen zu diesen Bildern passenden Zustand. Du kannst die Geschichte in deinem Kopf nur verfolgen, wenn du dich entsprechend bewegst. Wenn du zum Beispiel eine romantische Geschichte liest, kann das bei dir sexuelle Erregung auslösen. Möchtest du diese Erregung nutzen und gehst aus Gewohnheit in Anspannung, kannst du die Geschichte nicht mehr in der gleichen Tonlage weiterspinnen. Wenn dich andersherum zum Beispiel das Schauen von *Shades of Grey* sexuell erregt, wo es um eher harten Sex geht, spannt sich dein Körper dabei an – geht es dann im Bett zu soft zu, funktioniert diese Vorstellung nicht mehr. Darum kannst du das Gefühl bekommen, eine bestimmte Art von Sex zu brauchen. Doch auch das stimmt nicht: Dein Körper lernt das, was du ihm zeigst.

## Die Beckenschaukel-Basisübung mit Bauchatmung (im Liegen)

Leg dich auf den Rücken, am besten auf einer Yogamatte. Die Beine sind angewinkelt, die Füße stehen auf dem Boden. Bevor du mit der eigentlichen Übung beginnst, leg zunächst eine Hand unterhalb des Nabels auf den Bauch, die andere unter den unteren Rücken.

Atme nun einige Male tief aus dem Bauch aus und dann wieder ein. Beginne die *Bauchatmung* mit der Ausatmung:

Lass den Atem so vollständig ausströmen, dass sich nicht nur dein Brustkorb senkt, sondern auch dein Bauch mit der Hand darauf in sich zusammenfällt wie ein Soufflé, das du zu früh aus dem Ofen geholt hast.

Atme dann langsam tief ein. Stell dir vor, dein Rumpf – vom Becken über den Bauch bis zur Brust – wäre ein großes Glas. Zunächst füllst du den unteren Teil mit deinem Atem, dann den mittleren und schließlich den oberen. Du fühlst also, wie dein Atem zuerst das Zwerchfell nach unten in den Bauch hinein dehnt, dann füllt sich der Bereich darüber und schließlich der Bereich hinter deinem Brustkorb. Dein Bauch sollte sich bei der Einatmung prall nach außen wölben.

Die Bauchatmung stimuliert deinen Vagusnerv. Auf diese Weise solltest du während der gesamten Übung atmen. Dadurch ist sie übrigens auch eine wunderbare Soforthilfe, wenn du dich von Stress oder Angst überrollt fühlst.

1. Bei der nächsten Ausatmung presst du nun deinen Rücken gegen die Unterlage, sodass deine Hand darunter flach gedrückt wird. (Das hilft dir am Anfang dabei, die Bewegung besser zu verstehen. Sobald du verstanden hast, wie die Bewegung grundsätzlich funktioniert, kannst du die Hand weglassen.)
2. Atme nun ein und geh ins Hohlkreuz.
3. Atme wieder aus und drücke den unteren Rücken auf die Matte.
4. Atme ein und geh ins Hohlkreuz. Und so weiter.

Je häufiger du das Schaukeln übst, desto leichter wird es dir fallen. Die Beckenschaukel trainiert übrigens deinen Beckenboden automatisch mit.

## Die Beckenschaukel in anderen Positionen

*Im Vierfüßlerstand*

Dabei stützt du dich auf die schulterbreit voneinander entfernten Unterarme.

1. Mach einen Katzenbuckel, atme dabei aus.
2. Geh ins Hohlkreuz und atme ein.
3. Verbinde diese Bewegungen, sodass du wie eine weiche Welle auf und ab schaukelst. Lass dein Becken dabei die Regie übernehmen: Während du den Katzenbuckel machst, kommt dein Geschlecht nach vorne, der Beckenboden zieht nach oben (der »Aufzug« fährt aufwärts). Bist du im Hohlkreuz, zeigt dein Geschlecht nach hinten, der Beckenboden lässt locker (der »Aufzug« fährt runter).

Als Frau kannst du dir beim Katzenbuckeln vorstellen, wie du etwas in deine Vagina hereinziehst, etwa einen Finger oder einen Penis. Als Mann beobachte einfach, wie unterschiedlich sich dein Penis in den Positionen verhält.

*Im Sitzen*

Hier ist dein Bewegungsradius zwar eingeschränkter, dafür kannst du die Beckenschaukel so zwischendurch trainieren, etwa am Schreibtisch oder auch in der Tram. Die Bewegung ist dennoch genau die gleiche: Wenn du ins Hohlkreuz gehst, atme aus und lass locker, wenn du den Rücken rund machst, atme ein. Hast du eine Vagina, kannst du dir wieder vorstellen, etwas mit ihr aufzunehmen, hast du einen Penis, spüre einfach, wie es sich anfühlt. Mache die Bewegung einmal ganz klein und beim nächsten Mal größer. Wenn es dir im Sitzen schwerfällt, den Rücken zu runden und ins Hohlkreuz zu gehen, kannst du dich stattdessen auf deine Sitzbeinhöcker konzentrieren. Schaukle erst leicht mit geradem, fixiertem Oberkörper wie ein Pendel über die Sitzbeinhöcker vor und zurück. Dann leg die Hände auf die Oberschenkel und rolle nur mit dem Becken über die Sitzbeinhöcker.

*In Reiterstellung*

Lege ein paar Kissen auf einen Haufen und setz dich mit angewinkelten Knien rittlings darauf. Mach die Beckenschaukel wie oben beschrieben und probiere dabei unterschiedliche Neigungswinkel des Oberkörpers aus: Setz dich mal gerade hin, dann beug dich etwas nach vorn und nach hinten. Wie verändert sich dein Gefühl?

*Im Stehen*

Stell dich mit einem Abstand von etwa zwei Fäusten zwischen den Füßen hin, die Knie sollten nicht durchgedrückt sein, sondern federn. Wenn du magst, lehne sie gegen eine Stuhlkante. Kipp dann dein Becken vor und zurück: Wenn du den unteren Rücken rund machst, atmest du aus. Streckst du den Po nach hinten raus, atme ein. Du kannst auch mit einem weiteren, tieferen Stand experimentieren – das kann allerdings für die Oberschenkel anstrengend werden.

Trainiere die Beckenschaukel nicht nur einmal und dann nie wieder, sondern regelmäßig, am besten täglich. Übe dabei immer nur in einer Position. Wenn es dir langsam zu viele Übungen werden: Du kannst die Beckenschaukel mit den Beckenbodenübungen kombinieren, indem du dich beim Ausatmen auf das Anspannen des Beckenbodenmuskels konzentrierst und beim Einatmen aufs Loslassen. Extratipp: Auf der Online-Beratungsplattform »Lilli« findest du weitere Anregungen zur Beckenschaukel. Außerdem gibt es dort Videos, in denen du genau siehst, wie die Beckenschaukel funktioniert.*

* Für Frauen: www.lilli.ch/aktiv_bewegung_uebungen_frau
Für Männer: www.lilli.ch/becken_bewegen_sex_mann

## Übung: Willkommen!

**Variante I**

Hast du eine Vagina, kannst du die Beckenschaukel machen und dabei einen Finger an den Scheideneingang legen (im Liegen hilft ein Kissen unterm Po, wenn du deine Vagina schlecht erreichst). Bekommst du Lust ihn aufzunehmen? Bewege den Finger oder halte ihn still, während du schaukelst. Du kannst das auch bei der Selbstbefriedigung ausprobieren. Falls deine Erregung durch den Finger gestört wird, nimm ihn heraus und beobachte, was passiert. Fahre dann fort wie immer. Beim nächsten Mal kannst du es wieder testen und schauen, ob sich etwas verändert hat.

**Variante II**

Wenn Variante I gut klappt, besorge dir einen Dildo in Penisgröße – das ist ein Sexspielzeug in Penisform, ähnlich wie viele Vibratoren, mit dem Unterschied, dass ein Dildo nicht vibriert. Benutze zur Abwechslung den Dildo statt des Fingers, benutze dabei Gleitgel. Der Dildo gibt zwar keine Rückmeldung ans Gehirn, wie es ein Finger tut, aber er erreicht Stellen, an die du mit dem Finger nicht kommst, etwa den sehr gut sensibilisierbaren und besonders auf Druck reagierenden Muttermund (die Zervix).

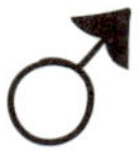

**Von Mann zu Mann (Tipps von Frank Mielke)**

Bist du es gewohnt, den Penis bei der Selbstbefriedigung mit der Hand zu rubbeln, versuch es nun einmal umgekehrt: Forme mit der Hand einen Ring, halte sie still und bewege deinen Penis nur mithilfe der Beckenschaukel vor und zurück beziehungsweise rauf und runter. Das geht im Liegen, im Sitzen oder im Stehen. Falls du schon angefangen hast, deinen Beckenboden zu trainieren, wie im letzten Von-Mann-zu-Mann-Kasten vorgeschlagen, wird dir das leichter fallen. Benutze hierbei Gleitmittel, sonst scheuert es möglicherweise unangenehm auf der Eichel. Wahrscheinlich ist die Übung anfangs schwierig und vielleicht auch anstrengend – du kannst natürlich jederzeit zu deiner gewohnten Art der Selbstbefriedigung übergehen. Aber probiere es immer wieder und schau, ob die Bewegung zunächst einfacher und schließlich selbstverständlich wird – und wie sich dein Fühlen und die Kontrolle über deine Erregung verändern.

### Die Beckenschaukel bei der Selbstbefriedigung

Baue die Beckenschaukel in Zukunft bewusst in deine Selbstbefriedigung ein – die »Willkommen«-Übungsvarianten haben dir ja schon eine Ahnung vermittelt, wie das aussehen könnte. Wenn du es gewohnt bist, dich anders sexuell zu erregen, wird das vermutlich nicht direkt klappen und du wirst erst mal noch auf deine gewohnten Arten der Erregungssteigerung zurückkommen, aber wenn du dranbleibst, kannst du deine Muster mit der Zeit erweitern.

### Die Beckenschaukel beim gemeinsamen Sex

Beim Sex mit Partner oder Partnerin funktioniert die Beckenschaukel im Prinzip genauso wie allein – nur, dass du schaukelst, wenn zum Beispiel ein Penis in dir ist. Das kannst du sogar dann machen, wenn du relativ wenig Bewegungsradius hast, das Vor- und Zurückkippen funktioniert dennoch. Es ist auch möglich, dass der Partner völlig stillhält und du dich und ihn nur durch deine Beckenbewegungen stimulierst. Es kann passieren, dass dich dein Gegenüber durch seine Bewegungen aus dem Konzept bringt. Das ist nicht schlimm, es gibt hier kein Richtig oder Falsch. Probiert einfach aus und schaut, wie es sich anfühlt.

# 5 Baustein Nummer fünf: Gesunder Egoismus

Ich habe mal von einem Paar gehört, bei dem der Mann seiner Frau immer großzügig die von ihm bevorzugte Oberseite des Brötchens überließ. Das tat er in der Annahme, sie teile seine Vorliebe für die obere Hälfte. Sie hingegen überließ ihm immer die Unterseite, obwohl sie diese eigentlich viel lieber mochte – woraus sie ableitete, dass es ihm genauso ging. So aß jeder aus Liebe und vermeintlicher Rücksicht auf den anderen die Brötchenseite, die er weniger mochte. Erst nach vielen Jahren kamen die falschen Vorannahmen zufällig ans Licht.

So ein Brötchen-Missverständnis auf Paarsex übertragen könnte sein, dass sie immer einen Orgasmus vorspielt, nachdem er ihr wiederholt auf den Po klapst. Dazu könnte es wie folgt gekommen sein: Er hat ihr die ersten Klapse irgendwann einmal spontan verpasst, inspiriert durch einen Porno, in dem sie große Ekstase ausgelöst haben. Eigentlich sind ihm Poklapse völlig egal, aber durch ihre begeisterte Reaktion fühlt er sich angespornt, es immer wieder zu tun. Sie wiederum spielt den Orgasmus vor, weil sie meint, man müsse Klapse auf den Po toll finden, wenn man gut im Bett sein will (vielleicht, weil sie denselben Porno gesehen hat). Und so wird der Klaps, den niemand so recht mag, unversehens ein fester Bestandteil des gemeinsamen Sex. Spinnt man diese

Geschichte weiter, kann so ein unaufgeklärtes Missverständnis im Extremfall sogar zu einer Trennung führen, weil eine(r) von beiden irgendwann zum Schluss kommt, man passe sexuell nicht zusammen, und das Glück dann bei jemand anderem sucht. So etwas ist nicht nur schade, sondern in vielen Fällen auch vermeidbar.

Hätten es die beiden stattdessen als ihre persönliche Verantwortung angesehen, dafür zu sorgen, dass sie selbst beim Sex möglichst viel Spaß, Genuss und Erregung erleben, wäre das Paar wohl nicht in dieser Situation gelandet. Vielleicht wäre er dann gar nicht auf die Idee gekommen, etwas aus einem Porno zu kopieren, was niemanden besonders interessiert hat. Oder sie hätte sich nach dem Klaps auf den Rücken gedreht und etwas anderes gemacht, was ihr besser gefällt. Er hätte auf diese Weise keine positive Rückmeldung bekommen – und damit wäre es wahrscheinlich bei einem einmaligen Klaps geblieben. (Und wenn nicht? Dazu kommen wir im nächsten Baustein zum Thema Kommunikation!) Hätten beide also mehr auf ihr eigenes Gefühl, auf ihre intrinsische Motivation geachtet, hätten sie die Chance gehabt auf Sex, der sie wirklich erfüllt. Dabei hätten sie nicht nur die eigene, sondern auch die echte Erregung ihres Gegenübers genießen und sich davon anspornen lassen können – und das kann sehr aufregend sein.

Der 2020 leider verstorbene Paar- und Sexualtherapeut David Schnarch, einer meiner wichtigsten Lehrer, macht noch eine andere Herangehensweise stark. Er sprach bei diesen Zusammenhängen nicht von Egoismus, sondern von der Wichtigkeit zur Differenzierung. Dabei geht es grob zusammengefasst darum, sich auch in engen und intimen Beziehungen nicht selbst aus den Augen zu verlieren, Autonomie zu wahren und für das eigene Erleben Verantwortung zu übernehmen – sich eben von der oder dem anderen zu differenzieren. Wenn wir stattdessen heterozentriert* sind, also statt vorwiegend auf unsere eigenen Empfindungen und Gefühle zu achten, vor allem darauf blicken, was das Gegenüber tut, wie es reagiert und mutmaßlich empfindet, gerät die Beziehung schnell aus dem Gleichgewicht – wie bei unserem Beispielpaar. Bleiben wir jedoch bei uns, ermöglichen wir nicht nur uns selbst ein erfüllteres Erleben, sondern können auch Partner oder Partnerin ihr eigenes lassen. Außerdem bewahrt uns der Fokus auf das eigene Erleben davor, dem Partner oder der Partnerin die Schuld dafür zuzuschieben, wenn etwas nicht optimal läuft. Das schützt die Partnerschaft vor unnötigem Groll, weil wir damit nonverbal kommunizieren »Ich mag dich gerade nicht so wie sonst«.

Du kannst dir deinen Körper dabei zweigeteilt vorstellen: in der oberen Hälfte sind deine Gefühle und Gedanken verortet, in der unteren Hälfte dein Geschlecht. Bist du beim Sex mit deinen Gefühlen und Gedanken nur auf dein Gegenüber fokussiert (heterozentriert), bist du automatisch von deinem Geschlecht getrennt. Du kümmerst dich nicht um dein sexuelles Erleben und verlierst schnell die Lust, machst dafür aber möglicherweise den anderen oder die andere verantwortlich. Das kann zu Groll und Problemen führen.

Was lernen wir also daraus?

*Ein gesunder Egoismus, also Differenzierung, beim Paarsex ist nicht nur erlaubt, sondern geboten, denn alle Beteiligten profitieren davon.*

* »Hetero« hat hier nichts mit Heterosexualität zu tun. Die Vorsilbe »hetero« kommt vom altgriechischen Wort héteros, das »verschieden« und »anders« bedeutet. Heterozentriert bedeutet also, dass der oder die andere im Zentrum unserer Wahrnehmung steht.

Zur Untermalung dieser Erkenntnis benutze ich gerne das Bild eines Bäumchens, das durch Üben in Bezug auf Differenzierung und gesunden Egoismus zum fest verwurzelten, starken Baum werden kann. Solange deine sexuelle Erregbarkeit stark von außen beeinflusst ist (also zum Beispiel von Stress, Ärger über den anderen, der eigenen Unsicherheit oder der Sorge, es dem anderen nicht recht/etwas falsch zu machen), ist sie sehr störanfällig und kann vom kleinsten Windhauch umgeweht werden.

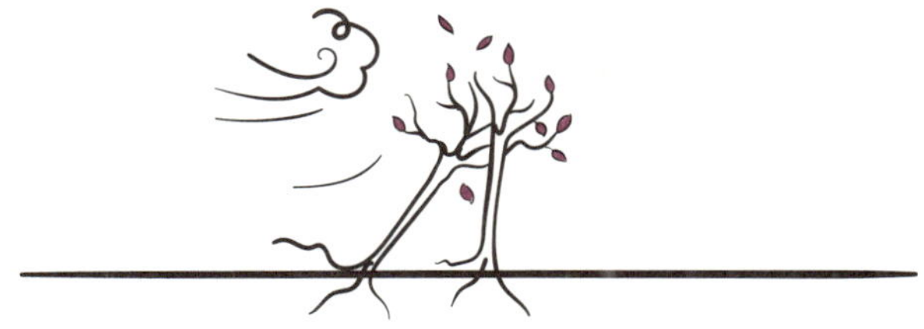

Übst du jedoch regelmäßig, dich stärker abzugrenzen, und schaffst es so, mehr Selbstfürsorge und gesunden Egoismus zu entwickeln, wird deine sexuelle Erregbarkeit zunehmend in deiner eigenen Körperlichkeit verwurzelt. So entwickelt sie sich nach und nach zu einem stattlichen, fest im Boden ver-

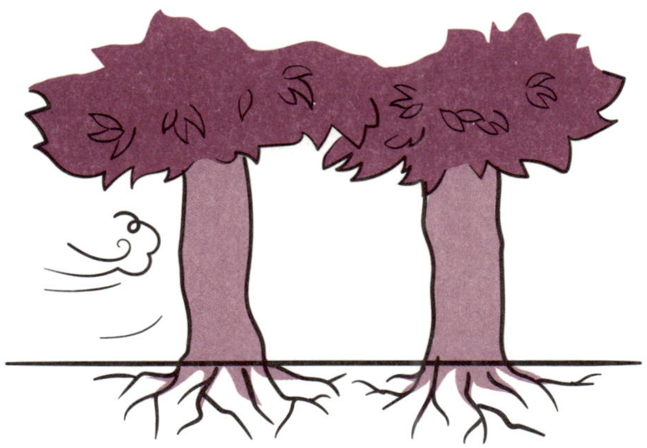

ankerten Baum, dem auch ein Windhauch von außen, zum Beispiel in Form von herumliegenden Socken, nicht mehr viel anhaben kann.

Hast du deine eigenen Wünsche und Bedürfnisse bisher auch viel zu häufig hintangestellt? Dann gibt es Handlungsbedarf! Darum schauen wir uns jetzt einmal der Reihe nach an, wie du es hinbekommst, deinen Wünschen mehr Raum zu verschaffen.

Der erste Schritt hin zu mehr gesundem Egoismus ist eine ehrliche Selbstreflexion und Bestandsaufnahme. Deren Ziel ist es, bewusst zwischen deinen eigenen, den (vermuteten oder tatsächlichen) Wünschen deines Partners oder deiner Partnerin und »Das gehört dazu/Das macht man so«-Annahmen zu unterscheiden. Nur dann kannst du die notwendige Verantwortung für deinen Körper, deine Lust und Erregung übernehmen.

Dabei hilft dir die folgende Checkliste:

- Lass ich mich beim Sex schon mal zu etwas überreden oder erdulde sogar etwas, was mir eigentlich nicht gefällt?
- Gibt es Dinge, die ich beim Sex nur (mit-)mache, weil ich zu wissen glaube, dass es dem oder der anderen gefällt?
- Kommt es vor, dass ich aus Angst um die Partnerschaft Sex mitmache oder auch initiiere?
- Mache ich manches nur mit, um meinen Partner oder meine Partnerin nicht zu verletzen?
- Glaube ich, für die Erregung meines Partners oder meiner Partnerin ein Stück weit verantwortlich zu sein?
- Gibt es etwas, was ich nur tue oder mitmache, um ein »guter Liebhaber« oder eine »gute Liebhaberin« zu sein – weil ich glaube, dass es zu »gutem Sex« dazugehört?
- Spiele ich schon mal Erregung oder einen Orgasmus vor? Vielleicht, weil ich denke, das müsse so sein? Oder um den Sex zu verkürzen?

Wenn du hier durchgängig mit »nein« geantwortet hast, verfügst du wahrscheinlich bereits über ein gutes Maß an Selbstbewusstsein in dem Sinne, dass du dich kennst und weißt, was du magst. Außerdem ist dir klar, dass es keine allgemeingültige Definition von »gutem Sex« oder »guten Liebhabern/Liebhaberinnen« gibt, sondern dass diese Definition ganz im Auge und Empfinden der jeweiligen Beteiligten liegt.

Das ist schon mal super!

## Bestelle deinen eigenen Lustgarten!

Hast du bei der Checkliste hier und da mit »ja« geantwortet, ist es definitiv eine gute Idee, dich unabhängiger von äußeren Einflüssen zu machen. Doch das Gute ist: Sobald du dir bewusst gemacht hast, was du manchmal tust, obwohl es dir gar nicht wirklich zusagt, kannst du damit genauso bewusst aufhören oder es so modifizieren, dass es dir gefällt.

Stellst du fest, vorrangig aus Angst um den Verlust der Partnerschaft zu handeln, oder um den Menschen an deiner Seite nicht zu verletzen, solltest du zunächst einmal hier ansetzen, bevor du dir darüber Gedanken machst, wie du den gemeinsamen Sex am liebsten gestalten willst – denn Angst im Nacken und lustvoller Sex vertragen sich nicht. Auch hier ist die Bewusstwerdung ein erster Schritt zu Veränderung. Sitzt die Angst nicht zu tief, kann häufig bereits ein Aus- und Ansprechen insgeheimer Sorgen mit dem Partner oder der Partnerin helfen, sie zu verringern oder auszuräumen (mehr zum Thema »konstruktive Kommunikation« erfährst du in Baustein Nummer sechs). Fühlst du dich dagegen stark in deiner Angst gefangen, kann es wichtig werden, dass du dir Hilfe holst – entweder allein in einer Psychotherapie oder gemeinsam mit Partner oder Partnerin in einer Paartherapie. Aber auch, wenn du keine Angst hast und einfach eine bisherige Praktik oder Routine verändern willst, kann sich viel in dir dagegen wehren! Wir Menschen sind Gewohnheitstiere und eingefahrene Routinen sind hartnäckig. Das hat damit zu tun, dass wir dabei nicht bewusst handeln, sondern automatisch – ein Mechanismus unseres Gehirns, um Energie zu sparen sowie in Alltagssituationen effektiv und schnell reagieren zu können. Außerdem vermitteln uns Routinen durch ihren wiederkehrenden Charakter Stabilität und Sicherheit. Wie du Automatismen besser durchbrechen kannst, dazu erfährst du gleich mehr.

Wichtig ist, sich dem Partner oder der Partnerin gegenüber nicht vorwurfsvoll oder aggressiv zu verhalten, wenn er oder sie etwas tut, was du nicht (mehr) möchtest. Er oder sie hören ja in vielen Fällen nun zum ersten Mal davon. Natürlich gehören zu dem, was ich hier gesunden Egoismus nenne, nicht nur das Wissen um die eigenen Wünsche und Grenzen und das Bewusstsein, in der eigenen Sexualität nicht etwas kopieren zu *müssen*, was Pornos oder Zeitschriften vorzeichnen (du *darfst* das natürlich tun – aber nur, wenn du es möchtest, und am besten im Bewusstsein, dass du gerade etwas ausprobierst). Aber dieses Abgrenzen und Bewusstmachen kannst du dir vorstellen wie Unkraut jäten in einem Schrebergarten. Bisher hast du dich kaum oder gar nicht darum gekümmert, was in deinem Garten wächst, und darum sind die Pflanzen aus den Nachbargärten zu dir herübergewuchert. Jetzt schaust du mal nach, wo die überwachsenen Grenzen des Grundstücks überhaupt verlaufen, und überlegst, was von dem Gewucher dir tatsächlich gefällt und was weg soll. So gewinnst du Platz für eigene Aussaat. Anders gesagt: Erst, wenn du dir einen Überblick verschafft hast, kannst du dir wirklich ungehindert die wichtige Frage stellen, mit der wir uns in Teil eins,

Kapitel drei befasst haben: Wie soll der Sex aussehen, der *mich* erfüllt – und wie bekomme ich ihn?

Richtig: Hier haben wir wieder dein Ziel. Und zwar ein Ziel, das du ganz egoistisch verfolgen darfst und solltest. Falls du auf die Frage noch keine Antwort weißt: keine Sorge! Du hast die Lizenz, dich zu deiner ganz persönlichen Antwort vorzutasten oder hinzuexperimentieren – in deinem ganz eigenen Tempo. Diese Antwort ist auch nicht für alle Zeiten in Stein gemeißelt, sondern kann sich ändern. Genauso wie du an einem Tag Lust haben kannst auf ein T-Shirt zu bequemen Jeans und Sneakers und am nächsten darauf, dich richtig schick zu machen, kannst du beim Sex auch mal Lust auf dies oder jenes haben: Einmal magst du vielleicht ein Sextoy, dann einen Quickie und ein drittes Mal möchtest du lecken oder geleckt werden. Wahrscheinlich wirst du, analog zu deinen Wohlfühlklamotten, auf die du immer wieder zurückkommst, auch bestimmte Spielarten oder Szenarien beim Sex lieber mögen als andere, die du dir nie oder nur selten wünschst. Das ist völlig okay. Wichtig ist aber, dass du in Kontakt mit deinen Wünschen kommst und den Kontakt auch in Zukunft hältst. Was du dazu brauchst, ist Bewusstsein, Neugier und Offenheit. Und dass du die hast, davon gehe ich aus, wenn du dieses Buch liest.

Anders gesagt: Dein gesunder Egoismus beantwortet dir zwar nicht die Frage, aber er ist die Haltung, die es dir ermöglicht, die Antwort darauf zu finden. Diese Haltung basiert auf drei Grundlagen, die ich hier noch einmal zusammenfasse:*

* Auch hier lehne ich mich an den Paar- und Sexualtherapeuten David Schnarch an. Falls du neugierig geworden bist und tiefer in seine Theorie der Differenzierung einsteigen möchtest, empfehle ich dir als weiterführende Literatur zum Beispiel Schnarchs Buch *Intimität und Verlangen: Sexuelle Leidenschaft in dauerhaften Beziehungen* (Klett-Cotta).

**Deine Erkenntnis:** Du bist nicht verpflichtet, beim Sex jemand anderen glücklich zu machen als dich selbst. Das bedeutet aber auch: Du selbst trägst die Verantwortung, dafür zu sorgen, dass dir der Sex Spaß macht und der/die andere deine Grenzen kennt. Der alte Spruch »Wenn jeder an sich denkt, ist an alle gedacht« trifft hier tatsächlich einmal zu. Dazu gehört es herauszufinden: Was will ich überhaupt? Was ist mir wichtig?

**Deine Erlaubnis:** Diese Erlaubnis erteilst du dir selbst. Du hast das Recht, dir zu holen, was dir gefällt, und genauso hast du das Recht, Nein zu sagen und das nicht zu tun, was dir widerstrebt. Außerdem hast du das Recht, deine Sexualität so zu leben, wie sie dich erfüllt, und dich auf die Suche zu machen nach dem, was dich sexuell erfüllt. Achtung: Das ist nicht gleichbedeutend damit, den Partner oder die Partnerin mit Vorwürfen zu konfrontieren – woher sollte er oder sie wissen, dass dir etwas nicht gefällt, was du bisher scheinbar bereitwillig getan hast? Es ist auch nicht gleichbedeutend damit, den Partner oder die Partnerin zu verlassen, denn du suchst nicht nach jemandem, der dich besser zufriedenstellt. Es ist ebenfalls nicht gleichbedeutend damit, bestimmte sexuelle Praktiken von der Partnerin oder dem Partner zu fordern. Auch dann würdest du die Verantwortung für deine sexuelle Zufriedenheit an jemanden abgeben. Er oder sie ist aber genauso wenig verpflichtet, dich sexuell glücklich zu machen, wie du verpflichtet bist, den anderen sexuell glücklich zu machen. Auf die Suche nach dem, was du wirklich magst, machst du dich wie beschrieben am besten zunächst in deinem eigenen Erleben – das stößt oft auch im Paarsex bereits eine Veränderung zum Positiven an. Du kannst natürlich auch direkt in Abstimmung mit der oder dem anderen ganz bewusst beim Paarsex etwas verändern.

**Deine Ehrlichkeit:** Nimm die Zügel wieder in die Hand. Das heißt zunächst: Du benennst, was dir nicht guttut (oder nicht mehr oder noch nicht). Und spielst ab sofort keine Erregung mehr vor, wo keine ist. Du tust auch nichts mehr, was du definitiv nicht willst. Ausprobieren ist okay, aber nur, solange du möchtest. Es kann natürlich bei deinem Partner oder deiner Partnerin für Irritation sorgen, wenn du plötzlich nicht mehr zu mögen scheinst, was ihr bisher getan habt. Das ist kein böser Wille, sondern verständlich. Hier hilft konstruktive Kommunikation, damit er oder sie versteht, dass dein Verhalten tatsächlich nichts mit ihm oder ihr zu tun hat (siehe nächster Baustein). Zur Ehrlichkeit zu dir selbst gehört auch die andere Seite der Medaille: dass du dir bewusst machst, was dir wirklich wichtig ist, oder es nach und nach herausfindest.

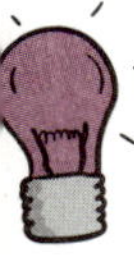

**Moment mal!**

Gewöhn dir an, innerlich kurz auf eine Stopptaste zu drücken, wenn du merkst, dass sich möglicherweise gemeinsamer Sex anbahnt. Ob nun mit Partnerin oder Partner oder einem potenziellen One-Night-Stand, ist dabei egal. Egal ist auch, von wem die Initiative ausgeht oder ob es einfach eine Situation ist, die für gewöhnlich auf Sex hinausläuft, wie etwa ein Freitagabend-Ritual vor dem Fernseher oder ein Sonntagmorgen nach dem Aufwachen. Frage dich dann ganz simpel: Möchte ich (wirklich) gerade Sex? Kannst du die Frage für dich bejahen, frage dich weiter: Wie möchte ich Sex haben? Lautet die Antwort hingegen nein, kannst du fragen: Was möchte ich stattdessen? Und wie kann ich es bekommen? Oder auch: Würde ich Sex wollen, wenn er anders wäre, als ich ihn normalerweise erlebe? Auf diese Weise trittst du einen Schritt zurück. Dieser Schritt zurück erfordert nicht mehr als ein paar Sekunden, aber bremst Automatismen wirkungsvoll aus. Das befähigt dich, bewusst zu entscheiden, was du gerade wirklich tun möchtest – und wie. Du gewinnst aktive Handlungs- und Gestaltungsmöglichkeiten, statt passiv in einer Situation zu landen.

Was du hier tust: Du verlässt einen Weg, der dich immer weiter weg von einer erfüllten Sexualität bringt, und wechselst stattdessen auf einen Pfad, der tatsächlich dorthin führen kann – wenn du ihn konsequent gehst.

## Was mit gesundem Egoismus *nicht* gemeint ist

Nur, dass wir uns hier nicht missverstehen: Mit »gesundem Egoismus« ist auf keinen Fall gemeint, die Partnerin oder den Partner zu etwas zu drängen (oder gar zu zwingen), was man selbst zwar geil findet, dem oder der anderen aber überhaupt nicht zusagt. Das wäre nicht gesund, denn Zwang und Druck sind immer kontraproduktiv. Sex in all seinen Spielarten muss immer unbedingt auf Konsens basieren! Das gilt für alle Beteiligten, denn auch dein Gegenüber hat seine Grenzen, die du erst mal akzeptieren musst. Neues vorzuschlagen, um langfristig Grenzen zu erweitern und neue Felder der gemeinsamen Sexualität zu erschließen, ist hingegen eine gute Sache. Eine grundsätzliche Offenheit für Wünsche des Partners oder der Partnerin und Neugier aufs Experimentieren können das Sexleben darum sehr bereichern. Und wenn – siehe oben – alle Beteiligten sich darauf verlassen können, dass der/die andere sich auch wirklich traut und willens ist, sofort auf die Bremse zu treten und »Nein!« zu sagen, falls ihm/ihr etwas nicht gefällt, sind auch spontane Einfälle (wie zum Beispiel ein Klaps auf den Po) kein Problem. Mehr zu Experimenten erfährst du in Baustein sieben: Das Party-Prinzip.

Das Ziel sollte also auch *nicht* sein, den kleinsten gemeinsamen Nenner zu finden, also nur die Varianten und Stellungen zuzulassen, auf die sich beide ganz sicher einigen können. Leider passiert häufig jedoch genau das. Aus Angst vor dem Anecken oder aus Bequemlichkeit und Zeitmangel. Dann wird der Sex mit der Zeit wahrscheinlich langweiliger, weil ihr immer das Gleiche wiederholt und euch weniger bewegt – statistisch gesehen ist das tatsächlich so, Paare sind vor allem zu Beginn einer Beziehung aktiv. Warum weniger Bewegung fürs sexuelle Erleben ungünstig ist, weißt du ja schon. Natürlich ist es trotzdem okay, wenn euch das wirklich genügt. Falls nicht, solltet ihr euch bewusst machen, dass ihr euch damit nicht abfinden müsst.*

Stattdessen könnt ihr gemeinsam die sexuellen Potenziale ausloten. So könnt ihr die Schnittmenge erweitern, in der ihr beide großen Spaß am Sex habt. Je besser du dich und deinen Körper kennenlernst, desto mehr Möglichkeiten werden sich dir eröffnen, und desto mehr Chancen hast du auch, Freude an Experimenten zu entwickeln. Experimenten, die du dir ausdenkst oder die dir dein Partner vorschlägt. Damit das – und noch einiges andere – klappt, solltet ihr eine gute Kommunikation miteinander pflegen. Dazu kommen wir, wie bereits angekündigt, im nächsten Punkt. Was auch immer hilft: Humor. Manchmal geht jede Menge schief, und wenn man dann gemeinsam darüber lacht, stimuliert ihr nicht nur euren Vagusnerv, reduziert Stress, Angst und Schmerzen, sondern stärkt auch euer Gefühl von Verbundenheit.

* Hier kann ich auch die Bücher von Ulrich Clement empfehlen, der mit seiner systemischen Sexualtherapie viele Impulse gibt, wie ihr euren gemeinsamen Sex weiterentwickeln könnt.

Bevor wir zur Kommunikation kommen, habe ich hier noch drei Übungen für dich:

## Übungen

**Deine Körperlandkarte**

Erstelle eine Sensitivitäts-Landkarte deines Körpers. Nimm dir dazu in Ruhe Zeit, leg dich nackt ins Bett oder auf die Couch und erforsche deinen Körper Hautareal für Hautareal mit den Fingern. Werde dir dabei klar, in welchen Bereichen deines Körpers du besonders gerne berührt wirst, aber auch, wo weniger gerne und wo gar nicht. Schau, wo du kitzlig bist und wo du andere besondere Empfindungen verspürst. Gibt es Bereiche, die du gern stärker sensibilisieren möchtest?

**Die zwei Seiten der Medaille (Variante I)***

In dieser Partnerübung übt der eine Part, seine Grenzen wahrzunehmen und zu kommunizieren, der andere, Neues zu wagen und darauf zu vertrauen, dass die Partnerin oder der Partner ein Veto einlegen, wenn er/sie etwas tut, was ihr/ihm unangenehm ist. Beides zu üben ist gleich wichtig.

Ein Part legt sich nackt auf eine Unterlage. Der andere berührt ihn, wo und wie er selbst es schön findet. Der Liegende meldet sich, wenn sich etwas nicht schön anfühlt oder weh-

* Die beiden Übungsvarianten der »zwei Seiten der Medaille« lehnen sich lose an das Konzept des Sensate Focus von Masters und Johnson an. Sensate Focus wende ich in den Therapien gemeinsam mit dem Konzept des Sexocorporel des kanadischen Sexologen Prof. Dr. Jean-Yves Desjardins an, auf dem ein Großteil meiner therapeutischen Arbeit basiert. Allerdings ist Sensate Focus kein Teil des Sexocorporel, das sich nicht in nur einer Übung erlernen lässt, vor allem in der Therapie Anwendung findet und begleitet werden sollte.

tut. Wichtig: Sexuelle Befriedigung ist an dieser Stelle der Übung noch verboten, damit ihr den Fokus nicht verliert und sich der passive Part zum Beispiel nicht von einer Erektion des aktiven Parts unter Druck gesetzt fühlt. Genuss ist natürlich erlaubt, aber sobald sich stärkere Erregung einstellt, solltet ihr eine Pause machen. (Diese Übung solltet ihr ein andermal mit neu verteilten Rollen wiederholen.)

**Die zwei Seiten der Medaille (Variante II)**

Diese Übung läuft genauso ab wie die erste – nur diesmal hat der berührende Part die Erlaubnis, sich bei Erregung selbst zu befriedigen. Der andere übt dabei, sich nicht für die Erregung und Befriedigung des/der anderen verantwortlich zu fühlen.

# 6 Baustein Nummer sechs: Konstruktive Kommunikation

Erinnere dich noch einmal an das Brötchenbeispiel. Ein Paar hat jahrelang auf etwas eigentlich Begehrtes verzichtet, was jedem/jeder der beiden einen Genussgewinn verschafft hätte: die Brötchenunter- beziehungsweise -oberseite. Unwissend, dass die Vorlieben des/der anderen in Sachen Brötchenhälftenbevorzugung diametral entgegengesetzt zu den eigenen lagen.

Kommunikationswissenschaftler sprechen hier von »Erwartungserwartungen«: Wir gehen im Alltag oft davon aus, dass unser Gegenüber etwas Bestimmtes erwartet. Oder dass es etwas Bestimmtes ziemlich sicher mag oder ablehnt. Das geschieht fast immer unbewusst und automatisch. Dabei machen wir oft uns selbst zum Maßstab: Was wir doof finden, wird der oder die andere auch nicht mögen. Was wir mögen, findet er oder sie bestimmt auch toll. Oder wir orientieren uns an – oft vermeintlichen – gesellschaftlichen »Normen«: Wenn du etwa glaubst, deine Vulvalippen seien nicht schön, sondern zu groß, zu klein, zu dick, zu dünn, zu wulstig, zu gekräuselt, zu dunkel, zu hell oder was auch immer, könnte dich das dazu verleiten, anzunehmen, dass dein Partner oder deine Partnerin sie ebenfalls zu irgendwas findet. Deswegen malst du dir dann zum Beispiel aus, dass er/sie es sicher ganz schrecklich fände, dich zu lecken, obwohl du dir das vielleicht insgeheim wünschst. Aber weil du das erwartest, weichst du immer aus, wenn sie oder er im Begriff ist, zwischen deine Beine abzutauchen.

Oder wir denken, dass die oder der andere von uns erwartet, zum Sex bereit zu sein oder die Initiative zu ergreifen. Blöderweise können diese Erwartungserwartungen völlig verkehrt sein. Oft kann uns gesunder Egoismus davor bewahren, in Spiralen zu geraten, die aus falschen Annahmen aufgebaut sind: Dann nimmt jede(r) die Brötchenhälfte, die er oder sie am liebsten mag. Das ist bereits nonverbale Kommunikation, die sehr gut funktionieren kann, solange dabei nicht die Grenzen des anderen überschritten werden.

Es gibt aber noch eine zweite sehr empfehlenswerte Strategie zur Vorbeugung von Missverständnissen und die lautet: miteinander reden! Respektvoll miteinander sprechen zu können hat noch weitere Vorteile. Wir können in Abstimmung gemeinsam Neues testen. Wir können zusammen einen Plan machen, um ein Problem zu beheben. Und wir können ehrlich Wünsche kommunizieren, nicht nur nach bestimmten Brötchenhälften, sondern auch beim Sex.

Der Kommunikations-Baustein und der Baustein des gesunden Egoismus bauen dabei direkt aufeinander auf: Denn wenn wir grundsätzlich für uns selbst, unseren Körper und unser Erleben die Verantwortung übernehmen, entlastet das unsere Partnerschaft ungemein. Wir verschwenden keine Zeit damit, für den anderen mitzudenken, denn es liegt in seiner Verantwortung, seine Wünsche zu äußern und für seine Grenzen einzustehen. Anders gesagt, geht es hier um die Wichtigkeit von Eigenständigkeit.* Je eigenständiger du

* Auch hier möchte ich auf David Schnarch und sein Konzept von der Differenzierung verweisen – also der Notwendigkeit, im engen emotionalen oder körperlichen Kontakt zum Partner oder zur Partnerin ein stabiles Selbstgefühl wahren zu können, auch und gerade, wenn uns dieser Mensch sehr wichtig ist. Eine sehr gute Zusammenfassung von

bist, desto besser kannst du auch deine Emotionen regulieren. Die Kommunikation wird dann frei von Vorwürfen, Forderungen und Unsicherheiten und stattdessen reich an Vorschlägen und Impulsen. Denn wenn unser Gegenüber darauf vertrauen kann, dass wir unsere Grenzen kennen und markieren, kann er oder sie viel freier vorschlagen, worauf er oder sie neugierig ist. Und umgekehrt.

## Auch das Sprechen über Sex ist Übungssache

Viele Menschen haben Hemmungen, über Sex zu sprechen. Das hat Ursachen, denn was mit Sex zusammenhängt, ist trotz sexueller Revolution gesellschaftlich noch immer häufig mit Tabus belegt. Vielleicht haben deine Eltern selten mit dir über die Geschlechtsorgane und ihre Funktionen gesprochen, als du klein warst. Und haben sie es getan, hast du vielleicht gemerkt, dass es ihnen peinlich war oder sie sehr unsicher waren. Vielleicht sind sie ausgewichen und haben »da unten« gesagt, statt Vagina und Vulva, Penis und Hoden klar zu benennen. Vielleicht haben Verwandte und Freunde anzügliche Witze gemacht und dabei herabsetzende, derbe oder verniedlichende Bezeichnungen benutzt. Vielleicht sind dir die anatomisch richtigen Begriffe erstmals im Sexualkundeunterricht in der Schule begegnet und kommen dir darum verstaubt und sperrig vor. All das kann dazu beitragen, dass sich das Reden über Sex wie eine riesige Hürde anfühlt. Das ist leider sehr oft der Fall, aber die gute Nachricht lautet auch

Schnarchs Konzept kannst du zum Beispiel hier nachlesen: paarpraxis.ch/resources/Schnarch-Rezension.pdf hier: Du kannst es ändern! Dabei sind vor allem drei grundsätzliche Punkte wichtig.

**1. Nicht alles muss in Worte gefasst werden**

So muss zum Beispiel niemand außer dir deine geheimen Fantasien kennen. Du bist nicht dazu verpflichtet, sie zu verraten. Du kannst das tun, wenn du möchtest *und* dein Gegenüber neugierig auf sie ist – aber auch hier ist Freiwilligkeit auf beiden Seiten absolute Grundvoraussetzung. Niemand sollte dazu gedrängt werden, etwa von einem eifersüchtigen Partner – die Gedanken sind frei. Außerdem: Ein gewisses Maß an Geheimnis tut der Liebe und der gegenseitigen Anziehung gut (mehr dazu in Baustein Nummer neun: Balance von Distanz und Nähe). Freiwilligkeit ist natürlich auch bei allen Varianten des Sex vonnöten, die Verbalerotik umfassen. Anders gesagt: Niemand muss »Dirty Talk« machen, wenn er oder sie nicht möchte. Es einmal zu versuchen wäre aber möglicherweise eine Option – und hier kommt Punkt zwei zum Tragen.

**2. Wenn du etwas sagen möchtest, brauchst du Worte dafür**

Ein wichtiger Grund für Hemmungen ist schlicht, dass wir keine Übung darin haben, genauso natürlich und unbefangen über Sex und unsere Geschlechtsorgane zu reden wie über andere Dinge auch. Lege dich zunächst fest: Wie willst du deine Geschlechtsteile und die deines Partners/deiner Partnerin nennen? Wie deinen Körper? Fürs Gespräch in einem neutralen, nicht aufgeheizten Rahmen empfehle ich in puncto Geschlechtsteile und -merkmale die anatomisch korrekten Begriffe, denn sie sind weder herabsetzend noch verniedlichend. Aber auch hier gibt es vor allem bei der weiblichen Anatomie Auswahl, vielleicht möchtest du lieber »Scheide« als »Vagina« sagen, »Vulvalippen« statt »Schamlippen« oder lieber »Busen« als »Brüste«. Männer bevorzugen unter Umständen den Begriff »Glied« und reden nicht so gern vom »Penis« oder umgekehrt. Während des Sex kommen wahrscheinlich andere Begriffe zum Einsatz, da kann es sich erregend anfühlen, zum Beispiel von »Ficken« zu sprechen, vom »Schwanz«, von »Titten« oder der »Muschi«. Egal, in welchem Kontext: Übung hilft, die Worte auch tatsächlich ohne Scham zu sagen. Stelle dich daheim vor den Spiegel und sage: Vulva, Vulva, Vulva, Vulva, Vulva, Vulva. Zehn, zwanzig, dreißig Mal hintereinander. So machst du es dann auch mit Vagina, Klitoris, Penis und Ejakulation. Oder eben mit Schwanz, Sack, Pussy, Ficken, Titten und so weiter. Das Ziel ist, dass sich dein Mund genauso daran gewöhnt, diese Worte zu sagen, wie »Bein«, »Arm«, »Kaffeemaschine« oder »Staubsauger«. Diese alltäglichen Begriffe sind ja per se keine einfacheren Worte, du hast sie nur häufiger ausgesprochen. Und wenn du die Worte für deine Sexualorgane und für Sex für dich benennen und aussprechen kannst, hast du schon ganz viel getan, um deine Hemmschwelle zu senken. Benenne in Zukunft genau, was du meinst, und rede nicht um den heißen Brei herum. Verzichte darauf, deine Sprache zu verniedlichen oder in Rätseln zu sprechen – das schadet auch der erotischen Atmosphäre.

### 3. Konstruktiv miteinander sprechen

Denk noch einmal an den oberen Bereich der Stufengrafik zum autonomen Nervensystem im Bewegungs-Baustein. Wenn du tief in den Bauch ein- und vor allem wieder ausatmest, wird dein Vagusnerv stimuliert. Das Gleiche passiert, wenn du dich bewegst. Das bedeutet, du bist gelassen, grundsätzlich positiv gestimmt, kommunikativ und sozial. Dieser Zustand ist optimal für Kommunikation über Themen, die du oder dein Partner/deine Partnerin potenziell schwierig finden. Grundsätzlich empfehle ich folgende Grundregeln, um ein konstruktives Gespräch führen zu können:

- **Termin vereinbaren.** Warum so förmlich? Weil der oder die andere sich dann innerlich vorbereiten kann, gerade, wenn es um ein Problem geht oder um ein Thema, das (noch) mit Hemmungen behaftet ist. Wenn du ihn oder sie immer mal hier und da ohne Ankündigung in Alltagssituationen überfällst, kann es passieren, dass er oder sie sich zurückzieht, weil er oder sie Angst hat, dass du möglicherweise Unbequemes besprechen willst, sobald du dich näherst. Wenn du für ein bestimmtes Thema einen Termin vereinbarst, bewahrst du euren gemeinsamen Alltag als Raum der Geborgenheit und Sicherheit.
- **Spazieren gehen.** So bewegt ihr euch nicht nur beide und stimuliert dadurch den Vagusnerv, sondern ihr schaut euch außerdem nicht die ganze Zeit an – das wirkt weniger bedrohlich, als wenn ihr daheim vis-à-vis am Küchentisch sitzt. Unbewusst fühlt ihr euch sicherer, weil ihr jederzeit eine Fluchtmöglichkeit habt. So könnt ihr freier sprechen. Alternativen zum Spazierengehen wären gemeinsames Joggen, Skilanglauf, Radfahren oder ähnliche Aktivitäten – vorausgesetzt, ihr seid so trainiert, dass euch dabei nicht die Puste zum Reden fehlt.
- **Grundregeln der gewaltfreien Kommunikation beherzigen.** Also konkrete einzelne Situationen als Beispiele anführen und nicht verallgemeinern – Wörter wie »immer« und »nie« sind darum tabu. Sprich außerdem stets von dir, sende also »Ich-wenn-Botschaften«: »Ich fühle mich soundso, wenn …«. Also nicht: »Ich fühle mich schlecht, weil du mich anschreist«, sondern »Ich fühle mich schlecht, wenn du mich anschreist«. Du beschreibst deine Gefühle in einer bestimmten Situation, ohne dafür bereits

einen Grund zu benennen. Es geht dabei nicht nur darum, diese Technik anzuwenden, sondern sie auch zu meinen.

Am besten ist es natürlich, wenn ihr nicht immer erst miteinander sprecht, wenn es bereits zu einem Problem gekommen ist. Toll wäre zum Beispiel ein regelmäßiges Walk-and-Talk-Ritual, etwa jeden Mittwochnachmittag oder jeden ersten Samstag im Monat. Dabei könnt ihr eure Wünsche thematisieren oder einfach alles ansprechen, was euch gerade auf den Nägeln brennt, nicht nur sexuell.

## Übungen

**Die Post ist da!**

Macht es wie die romantischen Helden des Sturm und Drang, schreibt euch Briefe. Mit der Hand. Darin könnt ihr – ebenfalls nach den Grundregeln der gewaltfreien Kommunikation – zum Beispiel erzählen, was ihr euch sexuell wünscht. Ihr könnt auch berichten, was euch fehlt, was ihr nicht mehr tun oder mal ausprobieren möchtet. Oder auch einfach, was ihr an eurem oder eurer Liebsten besonders schätzt. Beim Schreiben sortieren sich die Dinge und dir wird klarer, was der Kern dessen ist, was du sagen möchtest. Das Austauschen von Briefen kann das Gespräch ergänzen, ist aber auch eine Alternative zum persönlichen Gespräch, falls ihr damit zunächst noch Schwierigkeiten habt, sobald das Thema über Alltägliches hinausgeht. So könnt ihr euch in eurem eigenen Tempo mit dem Geschriebenen auseinandersetzen. Mit der Zeit werdet ihr dann auch im direkten Austausch sicherer – und im Bett. Kurz: Briefe sind immer eine gute Möglichkeit, um euch grundsätzlich besser kennenzulernen – auch in langjährigen Beziehungen und nicht nur in Sachen Sex.

**Fragesport**

Wenn ihr euch noch konkretere Anleitung für die Kommunikation über Sex wünscht, gibt es tolle Fragebücher wie etwa *Think Love. Das indiskrete Fragebuch* von Ulrich Clement, der auch einer meiner Lehrmeister ist. Darin findet ihr 201 Fragen, die ihr euch gegenseitig beantworten dürft (aber nicht müsst), und es gibt eine gute Chance, dass sie euch euren Partner oder eure Partnerin wieder mit frisch verliebten Augen sehen lassen. Auch sehr inspirierend zur Pflege der Beziehung, aber nicht so sexspezifisch ist der kostenlose Newsletter *Marriage Minute* des bekannten Psychologen John Gottman, der unbedingt auch für nicht verheiratete Paare zu empfehlen ist (in englischer Sprache: www.gottman.com/marriage-minute).

# 7 Baustein Nummer sieben: Das Party-Prinzip

Diesen Baustein könnte man auch »grundsätzliche Offenheit« nennen, aber das ist nicht so eingängig wie der Begriff Party-Prinzip. Ich habe ihn so genannt, weil es darum geht, Dinge erst einmal unverbindlich auszuprobieren – als wärst du auf einer Party, wo dir ja auch jede Menge Neues begegnen kann. Vielleicht schlüpfst du dort in fantasievollen Kostümen in verschiedene Rollen, tanzt verrückte Tänze zu Liedern, die du nicht kennst, testest am Buffet exotische Gerichte oder redest mit Leuten, denen du sonst nie begegnen würdest, über Themen, von denen du bisher gar nichts wusstest. Daraus kann sich dann ein neues Interesse, ein neues Lieblingslied, eine kulinarische Vorliebe oder auch eine neue Freundschaft entwickeln – oder gar nichts.

Neuem auf diese Weise zu begegnen ist eine sehr gute Idee. Ganz generell im Leben, aber auch in der Partnerschaft und beim Sex. Weil du weißt, dass du zu nichts verpflichtet bist, kannst du Neues viel offener ausprobieren. Dinge, die dein Partner oder deine Partnerin vorschlägt, aber auch eigene Ideen, die vielleicht spannend aber auch ungewohnt sind. Du musst nicht für alles Begeisterung entwickeln, ebenso wenig wie der Mensch an deiner Seite, aber wer weiß, vielleicht gefällt es dir ja und dann hättest du tatsächlich was verpasst, wenn du es nicht ausprobiert hättest.

## Übung: Den Möglich-Muskel trainieren

Was ist noch alles möglich außer dem, was ihr schon seit Langem kennt und macht? Schreibt auf Zettel oder kleine Karteikarten, worauf ihr neugierig seid, was ihr gern mal gemeinsam ausprobieren oder erleben würdet oder auch, was ihr vielleicht lange nicht mehr gemacht habt.

Das muss nicht nur Sexuelles sein. Es kann auch ein Ausflug in einen Hochseilgarten sein, ein Tangokurs, eine gegenseitige Fußreflexzonenmassage oder ein Besuch im Zoo, aber eben auch ein Tantra-Workshop, ein Striptease oder eine gegenseitige Intimrasur. Am besten beschränkt ihr euch von vornherein bewusst nicht auf einen einzigen Bereich. Diese Zettel faltet ihr dann wie Lose zusammen und zieht an jedem Wochenende oder immer am letzten Sonntag im Monat eines. Was draufsteht, probiert ihr dann zusammen aus.

Wenn ihr euch beide einig seid, dass der gezogene Vorschlag eine Superidee ist, müsst ihr nichts weiter beachten, sondern könnt einfach machen. Ist eine/einer von euch unsicher, wäre es klasse, wenn der Vorschlag trotzdem eine Chance bekommt, indem du oder dein Gegenüber es versucht, soweit es eben geht. Denke an das Party-Prinzip: Probieren geht über Studieren – und verpflichtet dich zu nichts. Vielleicht hilft es dir auch, so zu tun, als wärest du Schauspieler oder Schauspielerin und das hier wäre eine Rolle, in die du schlüpfst. Wir brauchen – seelisch und körperlich – eine Zeit, uns an neue Situationen zu gewöhnen, und wenn wir sofort wieder abbrechen, geben wir uns diese Zeit nicht. Ja, im ersten Moment kann es sein, dass du alles total doof findest, aber nach einer Weile wirst du dich wahrscheinlich besser fühlen. Wie immer hilft es, tief zu atmen, um den Vagusnerv zu stimulieren. Aus dem gleichen Grund ist Bewegung eine hervorragende Idee (vielleicht nicht unbedingt bei der Intimrasur). Spürst du dennoch starke Angst und Unsicherheit, kannst du sie beobachten: Wo spürst du die Angst am meisten? Im Bauch? In der Brust? Hinterm Solarplexus? Durch dieses Beobachten lässt du dich nicht von deinen Gefühlen vereinnahmen.

Natürlich ist auch hier ein Veto möglich, wenn eine oder einer von euch sich mit dem Vorschlag überhaupt nicht anfreunden kann. Wünschenswert wäre aber, dass das die Ausnahme bleibt und ihr erst mal testet, bevor ihr etwas ablehnt. Meine Kollegin Annette Bischof-Campbell hat hier übrigens eine Faustregel: »Man sollte beim Sex und auch sonst, von Paartanz bis Schlittschuhlaufen, alles mindestens drei Mal ausprobieren – das ist wie bei allen anderen neuen Aktivitäten auch, mit der Übung wird es immer besser.«

Du kannst diese Übung auch allein machen, wenn du gerade Single bist. Oder du tust dich mit einer Freundin oder einem Freund zusammen. Dann wollt ihr vielleicht nicht unbedingt Sex zusammen haben, sondern etwas anderes zusammen ausprobieren, aber euren Möglich-Muskel trainiert ihr auch so.

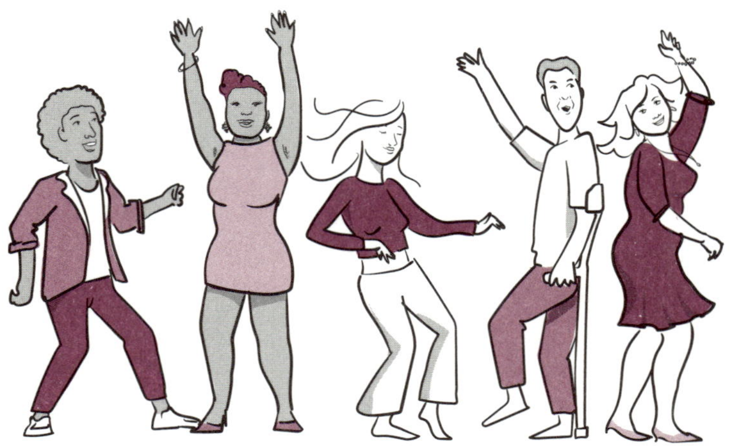

# 8 Baustein Nummer acht: Nähe und Zärtlichkeit, auch ohne Sex

Nach dem Zweiten Weltkrieg waren die in England stationierten amerikanischen Soldaten der festen Meinung, die jungen Britinnen seien Flittchen. Diese hielten sich hingegen für höchst anständig, die Amerikaner allerdings für unverbesserliche Schwerenöter. Dieser Widerspruch in der gegenseitigen Wahrnehmung hatte damit zu tun, dass es schon damals in den USA andere ungeschriebene Dating-Regeln gab als in England. In Amerika küsst man sich bereits bei einem der ersten Dates, danach passiert bei vielen folgenden Treffen nicht viel mehr. In England war das ganz anders. Dort küsste man sich bei den ersten Treffen gar nicht. Näherten sich schließlich die Lippen, war das bereits die Einleitung zum Sex. Nun knutschten also die Amis wie gewohnt drauflos – und die verdutzten Britinnen fühlten sich vor die Wahl gestellt, sich entweder hinzugeben – in ihrer gewohnten Reihenfolge kam der Sex ja direkt nach dem Kuss – oder dem unverschämten Draufgänger eine zu scheuern. Viele Beziehungen sind so vermutlich erst gar nicht zustande gekommen. Der berühmte Kommunikationswissenschaftler Paul Watzlawick erklärte mit dieser Geschichte, wie sich in sozialen Gruppen unbewusst starre Verhaltensmuster etablieren und welche Folgen es manchmal hat, wenn man sich diese nicht bewusst macht.

Ich erwähne das, weil in vielen Beziehungen jegliches Verteilen und Annehmen von Zärtlichkeiten als Auftakt für Sex wahrgenommen wird. Das ist eine Folge davon, dass das oft in der Zeit der ersten Verliebtheit so ist, wenn wir nicht voneinander lassen können. Geht die Beziehung dann nach einigen Monaten allmählich in ein etwas ruhigeres Fahrwasser über, wird der Sex bei vielen automatisch seltener. Das ist auch ganz gut so, denn wenn wir dauerhaft jeden Tag aneinanderkleben würden, bekämen wir wohl nichts anderes mehr in unserem Leben zustande. Außerdem ist der Zustand der Verliebtheit für unser Gehirn eine Riesenbelastung: Die Regionen, die für Problemlösung und kritisches Denken zuständig sind, funktionieren dann nur noch eingeschränkt. Das Level des Serotonins in unserem Gehirn – also des Hormons, das eine ausgeglichene, zufriedene Stimmung unterstützt – sinkt auf Tiefs wie bei Angstzuständen und Zwangsneurosen, weil das in der Verliebtheit dominante Dopamin sein Gegenspieler ist. Darum hat der bekannte Hirnforscher Antonio Damasio Verliebtheit als vorübergehenden »Hirnschaden« bezeichnet. Es ist also nicht nur natürlich, sondern hat auch sehr gute Seiten, wenn dieser Zustand nicht dauerhaft anhält.

Leider nimmt mit der Sexfrequenz auch oft die Zärtlichkeit in der Beziehung ab. Nicht, weil wir uns weniger danach sehnen würden, sondern weil sie für uns eben automatisch mit Sex verknüpft ist. Unbewusst erwarten wir wie die jungen britischen Frauen aus Watzlawicks Anekdote: Wenn wir uns körperlich annähern, *muss* Sex folgen. Tut er das nicht, ist der oder die andere vielleicht enttäuscht, weil wir Erwartungen geweckt haben, die wir nicht erfüllen. Oder wir fühlen uns gezwungen, Sex zu haben. Dieses Gefühl von Zwang wiederum ist sehr lustfeindlich, denn wer muss, will meistens nicht. Außerdem kann es passieren, dass wir, wenn wir zum Beispiel gerade sehr gestresst sind, jegliche körperliche Annäherung vermeiden, weil wir annehmen, dann Sex haben zu müssen, für den wir keine Zeit haben. Oder wir vermeiden Nähe, weil wir uns zu erschöpft für Sex fühlen, vielleicht irgendwo Schmerzen haben und denken »Nein, Sex geht jetzt wirklich nicht!« Und das, obwohl uns ein bisschen zärtliche Zuwendung gerade dann guttun würde. Also verkneifen wir uns liebevolle Gesten, wir streicheln nicht und knutschen nicht oder viel weniger, als wir das ohne die Verknüpfung »körperliche Nähe = Sex« tun würden.

Da der Kopf, wie wir schon gesehen haben, dem Körper folgt, hat diese Vermeidung von Körperlichkeit negative Folgen. Wenn wir uns mit dem Körper distanzieren, distanzieren wir uns auch mit dem Kopf und mit dem Herzen. Dann kann es passieren, dass wir uns dauerhaft entfremden, uns, wie man so schön sagt, auseinanderleben. Die Hürde wird in unserer Wahrnehmung höher. Und irgendwann tauschen wir nicht nur keine Zärtlichkeiten mehr aus, sondern haben auch keinen Sex mehr und irgendwann vielleicht auch keine Beziehung mehr.

Der Ausweg daraus ist im Grunde einfach, auch wenn dir das erst mal aus den genannten Gründen schwierig erscheint: Sei auch hier gesund egoistisch! Hol dir die Nähe und die Zärtlichkeiten, die du haben möchtest, wenn du sie haben möchtest – natürlich nicht gegen den Willen eines anderen Menschen. Du musst keinen Sex haben, das darfst du jederzeit klarstellen. Dazu gehört – vor allem, wenn du das zum ersten Mal tust – eine Portion Mut, denn vielleicht hat dein Gegenüber tatsächlich sofort weiterführende Pläne oder fühlt sich bedrängt und wehrt ab. Sprecht darüber, dass es grundsätzlich möglich sein muss, dass ihr euch nahkommt, auch ohne Sex zu haben. Das Stopp-Recht gilt selbstverständlich für beide Seiten (siehe Baustein Nummer sieben).

## Übung

Wenn du das nächste Mal das Bedürfnis nach körperlicher Nähe hast, hol sie dir. Verkneif dir keine Umarmung oder einen Kuss zur Verabschiedung oder Begrüßung, um dein Gegenüber nicht »einzuladen«. Knutsche, schmuse, streichle, gib Küsschen, massiere. Tu, was und wie viel du möchtest (und womit dein Partner oder deine Partnerin einverstanden ist). Mach das mindestens fünf Minuten. Sag klar, dass du *in diesem Moment* keinen Sex willst. Das lässt völlig offen, wie es in fünf Minuten aussieht, und verpflichtet dich zu nichts. Wenn du nach ein paar Minuten nicht mehr möchtest, hör auf. Lerne auszuhalten, dass dein Gegenüber jetzt vielleicht enttäuscht ist, weil er oder sie sich doch mehr versprochen hat. Lerne auszuhalten, dass du ein schlechtes Gewissen hast. Zugegeben, negative Gefühle sind sehr unangenehm. Manchmal führt das aber dazu, dass wir Wichtiges gar nicht erst angehen, um uns vor ihnen zu drücken. Zum Glück kann uns auch hier unser Körper helfen: Fällt dir das Aushalten schwer, geh ins Bad und hüpfe auf der Stelle, mache Hampelmänner, Liegestütze oder bewege dich auf andere Weise. Dadurch aktivierst du deinen Vagusnerv, kommst aus deiner stressbedingten Negativity Bias heraus und kannst wieder klarer sehen, was du jetzt gerade wirklich brauchst und möchtest. Es ist natürlich auch möglich, dass sich die Lust auf Sex einstellt und selbstverständlich verbietet euch niemand, dieser Lust zu folgen, wenn ihr sie beide verspürt. Es wäre allerdings vorteilhaft, wenn ihr immer wieder gemeinsam erlebt, dass Zärtlichkeiten und körperliche Nähe nicht zwangsweise aneinandergekoppelt sein müssen.

**Von Mann zu Mann (Tipps von Frank Mielke)**

Wenn deine Partnerin oder dein Partner nur Nähe und Zärtlichkeit will und keinen Sex, kann es sein, dass du das als schwierig empfindest, weil es dich sexuell erregt. Möglicherweise wird die Erregung sogar noch stärker, weil eine Erektion gerade nicht notwendig ist und du darum nicht wie sonst Druck verspürst, eine zu haben. Wichtig ist, dass du deine Reaktion genießt – viele Männer kritisieren sich selbst bei einer Erektion als zu geil oder sogar sexsüchtig, was schade ist. Gleichzeitig gilt es, sich klarzumachen: Niemand steht uns selbstverständlich zur Verfügung.

Es ist aber durchaus möglich zu lernen, eine Erotisierung über einen längeren Zeitraum hinweg aufzubauen, auch über einige Tage. Außerdem kannst du lernen, dass du die Erregung kommen lassen, aber sie auch genauso wieder abflauen lassen kannst. Sie muss nicht immer genutzt werden. Viele Männer denken, dass die Erektion, wenn sie einmal wieder weg ist, lange nicht wiederkommt. Aber ich kann dir versichern: Lässt du deine Erregung und Erektion immer mal wieder verstreichen, wirst du nicht nur mehr Nähe und Intimität mit dem Menschen an deiner Seite erleben, sondern auch die Chance auf Sex eher erhöhen, statt sie zu verringern.

Du kannst das wie folgt üben: Betrachte dein Gegenüber zunächst, bevor du ihm oder ihr näherkommst. Genieße bewusst das Geschenk, dass dieser wunderbare Mensch von dir berührt werden will. Wenn du dann mit dem Streicheln beginnst, konzentriere dich einmal bewusst auf Stellen, denen du dich sonst nicht so sehr widmest – es sollten jedoch Bereiche sein, die höchstens in der Nähe des Geschlechtes und der eindeutigen erogenen Zonen liegen. Das Streicheln hat nicht das Ziel, Sex zu haben. Wenn du feststellst, dass du erregt bist, bewerte auf einer Skala von eins bis zehn, wie stark deine Erregung gerade ist. Dann atme bewusst tief und behalte diese Atmung bei. Achte darauf, dass deine Bewegungen nicht hektischer werden. Mache Pausen. Lass zwischendurch die Hände bei dir. Beobachte, wie sich das auf deine Erregung auswirkt. Auf welcher Ziffer der Skala befindet sie sich jetzt? Spüre genau, wo in deinem Körper sich deine Erregung befindet. Fahre nun mit dem Streicheln fort. Male mit deinen Fingern auf dem Körper deiner Partnerin wie auf einem Blatt Papier. Stelle dir vor, wie du Gefühle, die dabei entstehen, einatmest und mit ihnen an die Stellen deines Körpers reist, an denen du etwas spürst. Halte immer wieder inne, atme tief aus: Auf welcher Ziffer der Erregungsskala befindest du dich jetzt? Du kannst probieren, durch leichte Schaukelbewegungen die Gefühle von Genuss durch deinen ganzen Körper fließen zu lassen. So streichelst du nicht nur Partnerin oder Partner, sondern auch dich. Auf diese Weise wird es für dich nicht zur einseitigen Auftragsarbeit. Steigt deine Erregung auf der Skala stetig an und hast du das Gefühl, dass du sexuelle Befriedigung brauchst, erlaube es dir, dich später in der Erinnerung an das Streicheln selbst zu befriedigen. Oder zu einem späteren Zeitpunkt mit deiner Partnerin oder deinem Partner Sex zu haben.

# 9 Baustein Nummer neun: Balance von Distanz und Nähe

Im letzten Baustein ging es um die Wichtigkeit von Nähe – damit kann sowohl körperliche als auch emotionale Nähe gemeint sein. Genauso wichtig ist allerdings Distanz oder besser gesagt: eine gute Balance von Distanz und Nähe. Die beiden sind für eine Beziehung das, was die richtige Balance von Anspannung und Bewegung für die (sexuelle) Erregung ist (siehe Baustein drei bis fünf). Manchmal sind die Waagschalen sehr ungleich befüllt. Wenn zum Beispiel alle Beteiligten im Homeoffice sitzen und andere Aktivitäten nur sehr begrenzt möglich sind, ist die Distanz-Waagschale wahrscheinlich deutlich zu leer. Das ist zum Beispiel auch der Fall, wenn Paare den Anspruch haben, alles gemeinsam zu machen und den anderen oder die andere immer über jeden Gedanken und jede Aktivität informieren zu müssen, weil sie glauben, das müsse so sein in einer idealen Partnerschaft.

Erotik und Verführung brauchen aber immer auch ein gewisses Maß an Geheimnis. Wenn alles bekannt und erforscht ist, wir den Menschen an unserer Seite in- und auswendig kennen – oder zu kennen glauben – und es nie etwas Spannendes zu entdecken oder zu ergründen gibt, schläft die Lust oft ein. Wir betrachten den anderen so routiniert wie einen Stuhl: Weil wir schon unzählige Stühle in unserem Leben gesehen haben, schauen wir gar nicht mehr richtig hin. Darum merken manche Paare, wie die Lust ausgerechnet nach einem Seitensprung wiederkehrt – weil sie die andere Person plötzlich wieder mit, ja, fremden Augen sehen. Das Gleiche kann passieren, wenn wir mitbekommen, wie eine dritte Person unverhohlenes Interesse an unserem Partner oder unserer Partnerin zeigt. Oder wenn wir vorübergehend aus beruflichen Gründen eine Fernbeziehung führen und alle Beteiligten nicht mehr so sicher sein können, womit der oder die andere Zeit verbringt. Andere leben deswegen aus freien Stücken das Modell des *living apart together* – also als Paar in getrennten Wohnungen. Auch in offenen Beziehungen ist die Sexualität häufig sehr lustvoll. Wenn wir uns der oder des anderen nicht mehr ganz sicher sein können – wobei diese absolute Sicherheit ohnehin eine Illusion ist –, reizt das, ihn oder sie wieder von uns zu überzeugen, zu verführen und sich anzustrengen. Auch schon ein Flirt kann unser Gefühl anfeuern, begehrenswert zu sein, und ganz allgemein unsere Lust anfachen.

Keine Sorge: Du musst keine Affäre anfangen, eine offene Beziehung eingehen, ausziehen oder dir einen Job in einer anderen Stadt suchen. Allerdings sind auch Gedanken darüber nicht verboten, ob Monogamie wirklich das persönlich ideale Partnerschaftsmodell ist. Versteh mich nicht falsch: Es gibt viele gute Gründe dafür, sich für eine monogame Form der Beziehung zu entscheiden. Ich plädiere aber dafür, das dann bewusst gemeinsam zu tun und zumindest einmal zu diskutieren: Wie wollen wir es mit der Treue handhaben? In Umfragen will zwar die Mehrheit unbedingt immer Treue, gleichzeitig gehen viele irgendwann trotzdem mal fremd oder liebäugeln damit. Dieser Diskrepanz dürft ihr euch stellen und überlegen, wie ihr damit umgeht. Wenn alle Beteiligten überzeugt davon sind und sich grundsätzlich gut damit fühlen, gibt es immer verschiedene Möglichkeiten. Zum Beispiel kann Knutschen mit anderen erlaubt sein und Geschlechtsverkehr nicht. Außerdem kann es auch unterschiedliche Vereinbarungen darüber geben, was erzählt werden sollte und was nicht.

Und natürlich soll und darf es auch ein Ziel sein, die Aufregung nicht im Außen zu suchen, sondern selbst oder mit dem Menschen an unserer Seite genügend Spannung herstellen zu können.

## So bleibt die Beziehung (und der Sex) spannend

Doch keine Sorge, du kannst auch in einer monogamen Beziehung einiges dafür tun, damit ihr füreinander nicht zu langweiligen »Stühlen« werdet (lies hierzu auch gerne noch einmal Baustein Nummer fünf: Gesunder Egoismus).

### 1. Rückzugsbereiche schaffen

Eine erste Maßnahme kann zum Beispiel ganz banal sein, die Tür zum Badezimmer zuzumachen, wenn du auf der Toilette sitzt oder Körperpflege erledigst – das ist etwas, was viele Paare mit der Zeit nicht mehr tun. Auch getrennte (Schlaf-) Zimmer, in denen man sich gegenseitig besucht, können dazu beitragen, füreinander interessant zu bleiben, auch wenn das natürlich nicht überall möglich ist. Andere Möglichkeiten, sich räumlich voneinander entfernen zu können, sind Ateliers, Studios, Gartenlauben oder Hobbykeller. Das führt direkt zum nächsten Punkt:

### 2. Eigene Lebenswelten pflegen

Es ist wichtig, sich neben der Arbeit eigene Lebensbereiche zu bewahren oder zu etablieren, in denen der Partner oder die

Partnerin keine Rolle spielt. Dazu gehören eigene Interessen genauso wie eigene Freunde. Wenn ihr getrennt voneinander etwas unternehmt, ein Hobby pflegt oder auch mal allein oder mit anderen wegfahrt, trägt das dazu bei, dass eure eigene Welt größer und spannender wird. Ihr habt Geschichten zu erzählen, die der Mensch zu Hause noch nicht kennt – das ist spannend und bereichernd. Nicht nur, aber auch für die Sexualität.

### 3. Den Reiz des Neuen gemeinsam entdecken

Es bereichert ebenfalls, zusammen etwas Neues zu unternehmen, also zum Beispiel eine neue Sportart zu lernen oder eine Wochenendreise an ein Ziel zu unternehmen, das ihr noch nicht kennt. Dann erleben wir uns selbst und unseren Partner oder unsere Partnerin von einer bisher unbekannten Seite und das kann unser Interesse wachhalten. Besonders empfehlenswert zum Beleben der sexuellen Anziehung – darauf deuten einige Studien hin – sind Aktivitäten, die mit etwas Nervenkitzel verbunden sind, beispielsweise Achterbahnfahren, Paragliding oder ein Ausflug in den Hochseilgarten.

### 4. Weiße Geheimnisse wecken die Erotik

Zu einer Balance von Distanz und Nähe gehört es auch, sich gewisse Geheimnisse zu bewahren. So wichtig gute Kommunikation ist, über *alles* zu sprechen ist nicht nötig und auch nicht ratsam. Ich unterscheide hier zwischen weißen und roten Geheimnissen. Ein weißes Geheimnis ist eines, das die persönlichen Beziehungskonventionen nicht verletzt, während ein rotes Geheimnis dies tut. Seid ihr euch zum Beispiel einig, dass Fremdgehen nicht akzeptabel ist, ist Sex mit anderen Personen kein weißes – also die Beziehung nicht gefährdendes – Geheimnis, sondern ein rotes, also alarmierendes. Lebt ihr aber eine offene Beziehung, kann es dagegen als erlaubtes weißes Geheimnis gelten. Ein Beispiel für weiße Geheimnisse, die immer erlaubt sein sollten, sind persönliche erotische Fantasien, denn die Gedanken sind frei. Auch dass du heimlich Viagra nimmst, musst du niemandem erzählen. Vielleicht hast du auch mit einer fremden Person flirtende Blicke ausgetauscht und tagträumst nun darüber, mit ihr zu schlafen. Das ist kein Grund für ein schlechtes Gewissen und auch kein Anzeichen dafür, dass in eurer Beziehung etwas nicht in Ordnung ist, sondern ganz normal: In Fantasien kommen die jeweiligen Lebenspartner eher selten vor. Das Wissen um solche kleinen Geheimnisse kann dich erotisch energetisieren und dir eine geheimnisvolle Ausstrahlung geben. Wenn die Partnerin oder der Partner das unterschwellige Gefühl haben, nicht alles zu wissen, beflügelt das die Fantasie. Natürlich kann das auch zu Eifersucht führen – auch deshalb ist es wichtig, dass ihr gemeinsam festlegt, was erlaubt ist und was nicht, und dabei auch ganz ehrlich in euch hineinhorcht, was ihr mögt, damit ihr euch in eurer Beziehung sicher fühlt.

## Übungen

### Die rosarote Brille

Diese Übung kannst du allein machen oder zu zweit. Es geht darum, gedanklich einen Schritt zurückzutreten, genau hinzusehen und sich zu fragen: Wenn ich dich noch nicht kennen und jetzt zum ersten Mal treffen würde, in was an dir würde ich mich verlieben? Die Antwort kann dir einerseits in Erinnerung rufen, was dich angezogen hat, als ihr euch kennengelernt habt, aber auch die Augen für Eigenschaften öffnen, die du erst mit der Zeit kennengelernt hast.

**Warum?**

Diese Übung ist eine Variante der rosaroten Brille. Vielleicht kennst du den Begriff der Affirmationen oder Suggestionen. Das sind Sätze, die du für dich selbst wiederholen kannst, um dich positiv zu beeinflussen – im Grunde ein stärkendes Selbstgespräch. Eine Möglichkeit, genau die Affirmationen zu finden, die keinen inneren Widerstand hervorrufen und dich wirklich weiterbringen, sind Fragen. Dabei ist die Art und Weise der Fragestellung aber extrem wichtig, denn sie bestimmt, ob wir Antworten finden – und welche.

Suchst du in einem Museum nach dem Zufallsprinzip ein Kunstwerk aus, kannst du mit einer »Warum«-Frage wahlweise Gründe dafür finden, warum das Werk das schlechteste Kunstwerk ist, das du je gesehen hast (Warum ist dieses Kunstwerk das schlechteste der Welt?) oder eben das beste (Warum ist es das beste Kunstwerk der Welt?). Du kannst deine Wahrnehmung gezielt in eine gewünschte Richtung lenken, denn Schönheit und Wertigkeit liegen immer im Auge des Betrachters. Fragst du aber nur »Ist dieses Kunstwerk gut?« wirst du vermutlich deinem allerersten Eindruck aufsitzen und »ja« oder »nein« sagen und dieses vorschnelle Urteil im Anschluss zu begründen suchen.*

Wenn du also fragst: Finde ich die Person an meiner Seite noch sexy?, hast du nicht viele Antwortmöglichkeiten. Antwortest du spontan mit »nein«, sitzt du in der Falle und suchst erst dann Gründe, warum das »Nein« gerechtfertigt ist. Dass du die Partnerin oder den Partner nach diesem »Denksport« noch anziehend findest, ist unwahrscheinlich. Fragst du aber: *Warum* ist meine Partnerin oder mein Partner sexy?, gibst du deinem Gehirn einen völlig anderen Auftrag.

* Dieses Beispiel geht auf eine Übung im Buch des Hypnotiseurs Jan Becker *Du kannst Wunder vollbringen* (Piper Verlag) zurück.

Auch diesmal wirst du Antworten finden – nur völlig andere und wesentlich positivere. Du kannst das auch mit Fragen ausprobieren, die dich selbst betreffen. Zum Beispiel: Warum bin ich gut genug? Oder: Warum bin ich liebenswert?

**Entdeckungsreise**

Wenn ihr das nächste Mal kuschelt oder Sex habt, entdecke den Körper deines Partners oder deiner Partnerin neu. Nicht gleich den ganzen Körper, nimm dir ruhig erst mal kleine Abschnitte vor, etwa das Gesicht oder die Unterarme. Setze einen liebevollen Blick auf – dabei hilft es, die Muskeln um die Augen herum bewusst ganz weich zu machen – und frage dich: Was ist dir vielleicht noch nie oder lange nicht mehr aufgefallen? Hast du schon mal dieses Muttermal gesehen? Diese Härchen im Nacken? Ist diese Delle neu? Die sternchenförmigen Punkte in der Iris um die Pupille? Falls deine Augen zu kritisch werden, schließe sie und entdecke mit den Händen weiter.

# 10 Baustein Nummer zehn: Sex haben

Das klingt jetzt vielleicht verrückt, aber um Spaß am Sex zu entwickeln, muss man ihn natürlich haben.

Doch das ist nicht immer so einfach.

Unter meinen Patientinnen und Patienten ist Perfektionismus oft ein großes Hindernis für Sex. Sie haben das Gefühl, nur Lust haben zu können, wenn alles perfekt ist und sie schon von vornherein sicher wissen, dass sie total erregt werden können. Das gilt vor allem für den Paarsex, aber auch für die Selbstbefriedigung und wird dann zur Self Fulfilling Prophecy, zur sich selbst erfüllenden Prophezeiung. Denn wenn die äußeren Umstände deine Lust bestimmen dürfen, dann tun sie das auch, weil du unbewusst immer scannst, was stimmt und was nicht. Wartest du stets, bis das Idealszenario eintritt, bevor du Sex hast, kannst du wahrscheinlich lange warten. Den Moment, in dem dich just dann aus dem Nichts die überschäumende Lust ergreift, wenn zugleich deine Beine perfekt epiliert sind, die Wohnung aufgeräumt ist und du gerade frisch geduscht und duftend, gut gelaunt und ausgeruht durch einen Good-Hair-Day schwebst, gibt es im Leben der meisten Menschen ganz einfach nicht oder nur sehr selten.

Apropos »Lust aus dem Nichts«: Der Anspruch, dass sexuelles Verlangen von selbst kommen muss wie der Hunger, wenn man eine Weile nichts gegessen hat, ist unrealistisch. Sexuelles Verlangen dient nicht so primär der Lebenserhaltung wie Essen, Trinken oder Schlafen, und darum zwingt es sich uns meist nicht so auf wie diese Bedürfnisse. Es gibt zwar einen Erregungsreflex, doch der ist meist leiser – oder ist leiser geworden. Oft haben wir uns abgewöhnt, auf ihn zu hören, denn die sexuelle Erregung passt uns gerade nicht in den Kram. Der Zeitpunkt stimmt nicht, weil wir gerade etwas anderes tun. Oder wir tadeln uns selbst, weil der Reflex von der falschen Person ausgelöst wurde und sich nicht gehört. So tritt die Erregung schnell ganz bescheiden in den Hintergrund. Das passiert auch, wenn wir gestresst sind oder den Kopf voller anderer Dinge haben. Wenn du beginnst, den Erregungsreflex wieder stärker wahrzunehmen und wenn möglich auch auf ihn zu hören, wirst du wahrscheinlich bald feststellen, dass du viel häufiger Lust hast, als du bisher dachtest.

Doch nicht nur spontaner Sex ist guter Sex – auch wenn dieser Mythos in unserer Gesellschaft gepflegt wird. Dabei haben wir spontanen Sex meist nur zu Beginn einer Beziehung, später müssen wir uns fast immer bewusst entscheiden, Sex zu haben, sonst haben wir nämlich eines Tages keinen mehr.

Das ist allerdings kein Naturgesetz, du kannst einiges unternehmen, damit das nicht passiert.

## 1. Verlass dich nicht auf deinen Kopf – mache deinem Körper Lust auf Sex

Die Botschaft dieses Buches ist: Guter Sex ist Übungssache, und du kannst dir Lust auf Sex tatsächlich angewöhnen. Dabei ist die Lust auf Sex die Vorfreude darauf – und die wächst, je einfacher und leichter du Erregung erlangen kannst. Dann wird dein Aufwand irgendwann so gering, dass das, was du dafür bekommst, ihn um ein Vielfaches übersteigt. Das erreichst du, indem du dich neugierig und liebevoll mit deinem Körper beschäftigst und die ersten neun Elemente der Lust in dein Leben einbaust. Zum Beispiel, indem du täglich eine oder mehrere der in den vorhergehenden Kapiteln vorgeschlagenen Übungen machst. Aber bitte nicht alles auf einmal! Das würde dich überfordern. Vielleicht beherzigst du ja Baustein Nummer eins und zwei bereits, aber bei Baustein Nummer drei bis fünf hapert es noch ein wenig. Du kannst die Texte zu den einzelnen Bausteinen lesen, die Übungen probieren, und wenn du merkst: Das mache ich ja schon, gehst du zum nächsten über, den du dann vielleicht etwas intensiver üben musst, weil du hier noch nicht so fit bist. Lass dich dabei am besten von deinem Gefühl leiten – dann sorgst du dafür, dass dir die Beschäftigung mit Sex und deinem Körper Spaß bringt. Und darum geht es ja schließlich. Denke dran, dass es besser ist, jeden Tag regelmäßig eine Minigewohnheit von ein paar Minuten zu etablieren, die du gegebenenfalls langsam ausdehnst, als einmal stundenlang zu üben und dann nie wieder.

Vielleicht kennst du das Phänomen: Hast du dich entschlossen, mit einem Sport anzufangen, sagen wir mit Joggen, ist es wahrscheinlich anfangs noch mühsam, sich aufzuraffen. Du hast schon mal keine Lust und würdest am liebsten auf dem Sofa sitzen bleiben. Die Joggingrunde ist anstrengend, du bekommst möglicherweise Seitenstechen und musst zwischendurch eine Weile gehen. Du schaffst noch keine Riesenrunde, sondern musst erst mal klein anfangen. Doch wenn du nach Hause kommst und wunderbar belebt und durchblutet unter der Dusche stehst, merkst du, wie gut dir die Bewegung getan hat. Du bist stolz auf dich und darauf, dass du trotz deiner Zweifel losgelaufen bist. Das motiviert dich, beim nächsten Mal wieder loszulaufen. Und je häufiger du trainierst, desto leichter fällt es dir. Du kannst immer länger und länger laufen und die Bewegung genießen, die Luft in deinen Lungen, die Umgebung. Du musst dich immer weniger zwingen, die Laufschuhe zu schnüren und vor die Tür zu gehen. Und irgendwann fehlt dir etwas, wenn du einmal nicht laufen gehst – du hast ein körperliches Bedürfnis danach, weil du spürst und immer wieder erfährst, wie gut dir der Sport tut. Du hast Lust entwickelt.

Ebenso kann es dir auch mit Sex gehen, wenn du ihm regelmäßig Platz in deinem Leben einräumst, wozu ich dich in diesem Buch ermutigen möchte. Ich möchte noch einmal wiederholen, dass ich damit ausdrücklich nicht nur Geschlechtsverkehr mit einem oder mehreren anderen Menschen meine, sondern auch Selbstbefriedigung, Knutschen, Petting und alle anderen Spielarten der menschlichen Sexualität (vorausgesetzt natürlich, sie schaden niemand anderem oder setzen sich über den Willen eines anderen hinweg). Wenn du dich mit Sex und deinem Körper befasst, wie ich es dir hier mit den einzelnen Bausteinen der Lust vorschlage, wirst du wahrscheinlich feststellen, dass du ein zunehmend körperliches Bedürfnis danach hast, Sex zu haben. Das macht dich unabhängig von äußeren Einflüssen und du sorgst dafür, dass du Sex hast, ob nun mit dir selbst oder jemand anderem. Genauso wie du deine regelmäßige Joggingrunde auch bei Regen und Wind laufen willst, wenn du sie einmal lieben gelernt hast.

## 2. Plane den Sex mit dem Partner oder der Partnerin

Während du die Selbstbefriedigung im wahrsten Sinne des Wortes selbst in der Hand hast, verlassen sich viele Paare beim gemeinsamen Sex auf das oben angesprochene Spontaneitätsprinzip. Sie warten also nicht nur darauf, dass sie selbst Lust haben, sondern auch darauf, dass der Mensch an ihrer Seite Lust hat – und diese dann auch noch zum Ausdruck bringt, während sie selbst damit vielleicht zögern. Eine Abfuhr möchte sich natürlich auch niemand einhandeln. So leben dann viele Paare nebeneinanderher – oder liegen nebeneinander im Bett – und verbringen die Zeit nicht mit Sex, sondern mit Warten auf Sex. Bis alle zu müde sind und einschlafen oder bis Wochen vergangen sind und keine und keiner sich mehr erinnern kann, wann man eigentlich das letzte Mal miteinander geschlafen hat.

Lasst es nicht so weit kommen. Verabredet euch zum Sex, auch und gerade, wenn ihr schon gefühlte hundert Jahre zusammen seid. Das klingt unromantisch? Das muss es nicht sein! Es steht euch frei, die Verabredung romantisch zu gestalten. Vielleicht habt ihr wenig Zeit und meint, keine für so ein Date zu haben. Ein guter Grund dafür, einen Termin zu vereinbaren – und wenn es mal nur zehn Minuten zwischen Heimkommen von der Arbeit und dem Abholen der Kinder in der Kita sind. Denkt dran: Sex ist nicht nur Geschlechtsverkehr, sondern auch Küssen, Streicheln und alles andere, was euch in Berührung bringt.

## Von Mann zu Mann (Tipps von Frank Mielke)

Wie verführt man einen anderen Menschen? Häufig pflegen heterosexuelle Männer die Vorstellung, bei einer Frau könnte man mysteriöse Knöpfe drücken, damit sie »anspringt« – wie bei einem Automaten. Außerdem wird angenommen, dass diese Knöpfe irgendwo an ihrem Körper versteckt sind, man muss sie nur finden. Fakt ist: Es gibt keine Knöpfe, so einfach ist es leider nicht. Stattdessen bedeutet Verführen, eine andere Person, ob Frau oder Mann, von etwas zu begeistern, was du selbst möchtest. Das kannst du auf verschiedene Art und Weise tun. Immer eine gute Idee ist es, dich in dein Gegenüber hineinzuversetzen: Was glaubst du, könnte sie nun am ehesten von deiner Idee überzeugen? Eine Nackenmassage? Ein verheißungsvoller Kuss? Ein Kompliment? Vielleicht bekommt sie Lust, wenn du ihr schwärmerisch davon erzählst, was du jetzt gern mit ihr machen möchtest – gut möglich, dass du sie mit deiner Begeisterung ansteckst. Oder du lenkst ihre Gedanken auf das, was dir vorschwebt, indem du dich unverbindlich in den Bereich ihrer Wahrnehmung begibst. Ihr Blickfeld betrittst, dich zeigst, zum Beispiel nach dem Duschen in Unterwäsche, sodass sie den Geruch deines frisch geduschten Körpers riechen kann. So erlangst du ihre Aufmerksamkeit auf eine unverbindliche Art.

Wichtig ist, dass du dich von dem Gedanken verabschiedest, unbedingt Erfolg mit deinem Verführungsversuch zu haben – die Stimmung einer Person spielt eine maßgebliche Rolle, ob diese Lust hat, sich berühren zu lassen oder nicht. Es kann sein, dass alle deine Verführungskünste nicht fruchten. Wenn du das akzeptierst, wirst du es als Spiel verstehen. Lass dir Zeit – ein erfolgreicher Verführer kann warten. Sobald dein Gegenüber den Eindruck bekommt, du setzt ihm die Pistole auf die Brust, ist es vorbei, denn Druck erzeugt unangenehme Gefühle. Sie oder er braucht das Gefühl, selbst entscheiden zu dürfen. Außerdem ist Verführung nur von Erfolg gekrönt, wenn die andere Person eine gewisse Offenheit für das mitbringt, was du vorhast – diese verborgene Lust gilt es zu wecken.

# Teil 3

## Stop in the name of love: Sexuelle Hindernisse überwinden in der Praxis

*Im dritten und letzten Teil des Buches habe ich typische Herausforderungen zusammengetragen, denen ich täglich in meiner Praxis begegne. Ich kann dir versichern: Egal, was du für ein sexuelles Problem hast oder mit welchen Hindernissen du dich aktuell konfrontiert siehst: Du bist nicht allein – und du kannst etwas tun. Allein dieses Wissen kann dir schon helfen, aktiv zu werden.*

*Der Fokus in diesem Teil liegt auf Praxisbeispielen. Ich erkläre dir nicht nur die jeweiligen Hintergründe, sondern du erhältst auch konkrete Impulse, was du tun kannst, sollte es dir ähnlich gehen. Du siehst hier, warum die zehn Bausteine, die du im vorigen Teil gelesen hast, so wichtig sind. Ich verweise immer wieder auf die einzelnen Bausteine und Übungen dort. So bekommst du nicht nur Impulse, die dir zeigen, welche Bausteine bei dir oder euch vielleicht gerade etwas wackelig sind, sondern auch, wo – und wie – es sich zu renovieren und verschönern lohnen kann. Allein oder gemeinsam.*

*Kein hier geschilderter Fall wird zu hundert Prozent deckungsgleich sein mit der Schwierigkeit, die du gerade hast. Vielleicht findest du eine Komponente deines Problems in einem Kapitel und in einem anderen die andere. Das macht nichts, die vorge-*

*schlagenen Übungen und Vorgehensweisen lassen sich problemlos kombinieren. Zudem stellen sich die meisten Prozesse in meiner Therapiepraxis etwas komplexer und vielschichtiger dar als hier beschrieben, doch für die Nachvollziehbarkeit und Leserlichkeit habe ich immer wieder etwas vereinfacht. In Fällen, wo die männliche Perspektive zu einem Problem besonders relevant ist, findest du auch wieder die Von-Mann-zu-Mann-Kästen meines Kollegen Frank.*

*Apropos Männer: Wie bereits erwähnt, nehme ich in diesem Buch vorwiegend eine eher weibliche Perspektive ein, weil es sich an eine eher weibliche Leserschaft richtet. Darum liegt auch im dritten Teil der Fokus auf Fällen aus meiner Praxis, bei denen eine Frau oder ein Paar zu mir kommen. Natürlich sind Männer genauso unter meinen Patienten.*

*Und noch ein wichtiger Hinweis: In sämtlichen Beispielen aus meiner Praxis sind selbstverständlich die Namen geändert und die Lebensumstände so verfremdet, dass die Beteiligten nicht zu erkennen sind.*

# 1 Sie kommt nicht zum Orgasmus, wenn sie mit ihrem Freund schläft

## Praxisbeispiel: *Leonie*

Leonie schläft eigentlich gerne mit ihrem Freund Patrick. Sie genießt die Nähe und Intimität, wenn sie sich küssen und streicheln. Wenn Patrick dann mit seinem Penis in ihre Vagina eindringt, bewegt er sich rein und raus. Ab und zu wird er dabei schneller. Ist die Erektion dann stabil, wird er langsamer oder macht hin und wieder eine Pause, um nicht zu schnell zu kommen. Leonie wird durch das Knutschen und Streicheln zunächst erregt, aber sobald Patrick sie penetriert, stagniert ihre Erregung. Sie hat schon versucht, ihre eigene Erregung zu steigern, indem sie die Muskeln der Vagina anspannt und sich etwas Aufregendes vorstellt, während Patrick sich in ihr bewegt. Aber so richtig lange hält das nicht. Patrick macht dann häufig etwas, was sie stört. Er atmet zum Beispiel unsexy – und Leonies bisher erreichte Erregung verschwindet komplett. Wenn sie ehrlich ist, platzt er damit in ihre Fantasie, in der er keine Rolle spielt, was ihr manchmal ein schlechtes Gewissen bereitet. Zu Beginn der Beziehung hat sie auch schon mal einen Orgasmus vorgespielt, um die Sache abzukürzen, und auch, damit Patrick sie nicht »irgendwie prüde oder komisch« findet. Aber sie mag es eigentlich nicht, sich zu verstellen. Leonie hat gelesen, dass zwei Drittel aller

Frauen beim Geschlechtsverkehr nicht oder zumindest nicht regelmäßig zum Orgasmus kommen, und sagt sich dann, dass ein Orgasmus auch nicht so wahnsinnig wichtig ist.

Inzwischen haben die beiden eine Alternative entwickelt, um nicht zu sehr Frust zu schieben: Sie benutzen ab und zu einen Vibrator, den sich Leonie außen neben den Klitoriskopf hält, während Patrick in ihr kommt. Diese Lösung findet Leonie »unbefriedigend befriedigend«, weil sie zwar zum Höhepunkt gelangt, aber beim Paarsex nicht auf Hilfsmittel angewiesen sein will und das Gefühl hat, dass es doch auch anders gehen muss. Außerdem hat sie den Eindruck, dass Patrick eifersüchtig auf den Vibrator ist. Er macht manchmal Scherze, dass »der Kleine da« es ihr »besser besorgt« als er.

Manchmal bricht Leonie auch nach einiger Zeit ab, wenn sie merkt, dass es für sie nicht weitergeht, und erklärt, dass sie wohl zu viel Stress habe, um den Kopf für Sex freizuhaben. Dann verhilft sie Patrick zum Orgasmus, indem sie ihn oral oder mit der Hand befriedigt, oder sie lässt ihn zwischen ihre Brüste ejakulieren, was er sehr aufregend findet.

## Das passiert hier:

Falls es dir ähnlich geht wie Leonie, bist du in guter und zahlreicher Gesellschaft. Dass Frauen keinen Orgasmus erleben, wenn sie vaginalen Geschlechtsverkehr mit ihrem Partner haben, ist ziemlich normal. Dabei kommen viele bei der Selbstbefriedigung problemlos. Auch dass der Partner sich »irgendwie falsch« verhält, höre ich häufig. Es ist völlig logisch, dass es sich verkehrt anfühlt, wenn er etwas anderes tut als das, was sie aus der Selbstbefriedigung gewohnt ist und was dort prima funktioniert. Das bedeutet auf keinen Fall, dass all diese Frauen das eine Mal etwas »falsch« machen und das andere Mal etwas »richtig«. Es geht hier nicht um richtig oder falsch, sondern ganz einfach um Gewöhnung an bestimmte Erregungsmuster, die – noch – nicht so gut mit einer anderen Form des Sex zusammenpassen.

Patrick weiß nicht, dass Leonie mich in meiner Praxis um Rat bittet, sie möchte nicht, dass er sich kritisiert oder, wie sie sagt, in seinem »männlichen Stolz« gekränkt fühlt. Gleichzeitig möchte sie ihm aber auch konkrete Anweisungen geben können, was er verändern könnte, und »nicht nur darüber meckern, was alles nicht gut ist«.

Den ersten und wichtigsten Schritt zur Veränderung hat Leonie bereits getan, indem sie ihre sexuellen Bedürfnisse ernst nimmt und damit gesunden Egoismus (Baustein) zeigt.

Ich erkläre ihr, dass sie ihre sexuelle Erregung in der Hand hat. Denn genau so, wie sie ihre bisherigen Erregungsmuster erlernt hat, so kann sie erlernen, auch dann zum Orgasmus zu kommen, wenn sie etwas in die Vagina aufnimmt: etwa einen oder mehrere Finger, einen Dildo oder eben Patricks Penis. Als ich ihr sage, dass es völlig normal ist, wenn der Partner in ihren Fantasien nicht vorkommt, und es darum wirklich keinen Grund für schlechtes Gewissen gibt, ist sie sehr erleichtert. Diese sind offensichtlich ein guter Weg für sie, um ihre Erregung zu beeinflussen. Ich lasse sie wissen, dass sich die Bilder in ihrem Kopf wahrscheinlich verändern werden, sobald sie lernt, mehr in ihrem Körper zu sein und ihn auch auf andere Art zu erregen. Sie kann also erst einmal bei sich anfangen und in Ruhe für sich herausfinden, was vielleicht funktioniert und was sie ausprobieren möchte.

Wir besprechen vorläufig folgenden Plan:

*1. Bewusste Sensibilisierung*

Leonie ist es von der Selbstbefriedigung gewohnt, schnell zum Höhepunkt zu kommen. Dazu benutzt sie oft ihren Vibrator. Manchmal nimmt sie stattdessen auch etwas Öl* auf die Finger und reibt im Kreis um die Klitoris herum. Dabei spannt sie ihre Beckenbodenmuskeln stark an. Das verstärkt die Erregung zunächst. Beides sind tolle und effektive Strategien, die sie gut unbedingt in ihrem Repertoire behalten soll. Um aber auch sexuell erregt zu sein und zum Orgasmus kommen zu können, wenn sie mit Patrick schläft, ist es ein wichtiger Punkt, dass sie sich weitere erogene Zonen erschließt. Derzeit sind vor allem der Klitoriskopf und das Areal direkt darum herum sensibilisiert und an eine bestimmte Form der Berührung gewöhnt, nämlich Vibration oder Reibung. Das funktioniert allein super, aber im Gemeinsamen hat es seine Grenzen.

Zunächst bekommt Leonie darum die Aufgabe, täglich ihre Vulva und Vagina zu erforschen und zu ertasten, wie in der Übung »Einspüren« (Baustein Nummer eins) beschrieben. Dabei empfehle ich ihr, die Übung an einen festen Bestandteil ihres Tagesablaufs anzuhängen. Eine Möglichkeit wäre zum Beispiel die Zeit unmittelbar nach dem Zubettgehen. Eine Alternative kann es auch sein, den Wecker drei Minuten früher zu stellen und direkt nach dem Aufwachen das Geschlecht aufzuwecken – das kann zusätzlich zu bewussterer Körperwahrnehmung während des gesamten Tages führen. Möglich ist auch, sich beim Duschen oder Eincremen einzufühlen. Es geht hier erst einmal um das Erforschen und nicht um sexuelle Erregung: Was gibt es noch für unerschlossene Areale, denen ich bisher keine Beachtung geschenkt habe?

* Wichtig: Falls du auch Öl benutzt, denk immer daran, dass Latex oder Silikon davon porös werden können. Mit Kondomen oder Diaphragmen solltest du es also genauso wenig zusammen benutzen wie mit Vibratoren oder anderen Sextoys. Benutze in diesem Fall besser Gleitmittel. Mehr dazu kannst du hier nachlesen: www.lilli.ch/gleitmittel_tipps

Und dann um die Frage: Welche Berührung fühlt sich in diesen unbekannten Territorien gut an?

Ich empfehle Leonie, sich nicht zu überfordern, sondern das Üben erst einmal auf einige Minuten zu beschränken, um keinen inneren Widerstand zu erzeugen, à la »Ich hab da keine Zeit zu«. Es ist wichtiger, regelmäßig aktiv zu werden, als ab und zu für länger. Die Erfahrung zeigt: Je sensibler das Geschlecht wird, umso größer wird das natürliche körperliche Bedürfnis nach Berührung. Und sobald Leonie ihre neue Minigewohnheit etabliert und das Bedürfnis hat, sie auszudehnen, steht ihr das natürlich frei. Sie kann das Sensibilisieren natürlich auch in die Selbstbefriedigung münden lassen. Damit wären wir beim nächsten Schritt:

*2. Experimentieren bei der Selbstbefriedigung*

Nun gilt es, die potenziell neu gewonnene Sensibilität in die Selbstbefriedigung zu integrieren und gezielt zur Erregung zu nutzen. Leonie kann etwa die Selbsterregung damit einleiten, die Vulva mit ihren Fingern zu streicheln, und dann einen oder mehrere Finger in die Vagina einführen und ausprobieren, ob sie die Erregung dorthin ausdehnen kann – wie bei einem Stein, den man ins Wasser wirft und der Ringe verursacht, die sich ausdehnen. Oder ob sie angenehme Gefühle gezielt durch Reiben oder Druck erzeugen kann, ohne Einbezug eines Vibrators. Es kann aber auch passieren, dass sich das erst mal noch nicht so gut anfühlt oder die Erregung verschwindet. Dann kann sie zur gewohnten Art der Selbsterregung übergehen. Oder sie beginnt mit dem Reiben um den Klitoriskopf herum und streichelt erst dann ihre Vulva und führt Finger in die Vagina ein, wenn sie schon etwas erregt ist. Neugieriges Experimentieren ist hier der Schlüssel. Ziel der Übung ist es, die Erregungsmöglichkeiten zu erweitern, denn Leonie möchte ja beim Sex mit Patrick auch mit seinem

Finger oder seiner Zunge auskommen können. Dabei ist es vorteilhaft, wenn sie auf den Vibrator verzichtet, denn der stimuliert sehr gezielt und stark, was feinere Arten der Erregungswahrnehmung erschwert.

*3. Bewegung in die Selbsterregung einbauen*

Die Sensibilisierung ist sehr wichtig, aber um stärker erregt zu werden und mehr Lust und Freude dabei erleben zu können, wenn Leonie Patricks Penis in sich hat, ist zusätzlich Bewegung notwendig. Bewegung verhindert auch, dass Leonie sich von Patrick genervt fühlt, denn durch die körperliche Anspannung signalisiert sie ihrem Gehirn Gefahr, wodurch die Wahrnehmung von Negativem gepolt wird (das nennt man auch »Negativity Bias«). Hier ist Bewegung das Gegenmittel (siehe Baustein Nummer drei). Die nächste Aufgabe für Leonie ist darum, die Beckenschaukel zu üben (Baustein Nummer vier). Diese kann sie dann ebenfalls in die Selbstbefriedigung einbauen. Zum Beispiel mit den Übungsvarianten »Willkommen!«, bei denen nicht nur geschaukelt, sondern auch der Finger eingeführt wird. Später kann sie Finger und Dildo abwechseln. Damit erreicht Leonie auch Bereiche, an die sie mit dem oder den Fingern nicht herankommt. Um zum Höhepunkt zu kommen, kann Leonie den Vibrator zunächst noch einsetzen, ohne dabei ihr Ziel aus dem Auge zu verlieren, sich auch ohne ihn zu erregen und schließlich zum Orgasmus kommen zu können.

*4. Gelerntes in den Paarsex einbauen*

Wenn Leonie die Art der Erregung bei der Selbstbefriedigung verändert, wird sie sich wahrscheinlich auch beim Sex mit Patrick anders beziehungsweise überhaupt bewegen. Zum einen aus Neugier, was dann passiert, und zum anderen, weil ihr Körper dabei ist, neue Gewohnheiten zu entwickeln oder sie schon entwickelt hat. Es kann aber gut sein, dass das erst noch schwierig ist, weil es eben etwas anderes ist, ob man sich selbst befriedigt oder den Partner vor sich hat, der natürlich auch für Ablenkung sorgt. Manchmal ergibt es auch Sinn, mit dem Übertragen des Gelernten auf den Paarsex noch etwas zu warten – oder nur in sehr kleinen Schritten vorzugehen. Der Genuss sollte hierbei im Vordergrund stehen und nicht das Therapieziel.

Sobald Leonie die Art ihrer Selbsterregung anpasst und obendrein Bewegung in den Paarsex einbringt, wird sich dieser zwangsläufig verändern. Für Patrick wird es sich anders anfühlen. Er kann erst einmal Schwierigkeiten mit seiner Erregung bekommen, wenn Leonie mit dem Becken schaukelt oder es kreisen lässt (wie etwa in der Übung »Achterbahn« in Baustein Nummer vier vorgeschlagen), denn seine Erregungsmuster sind ja zunächst auch noch die alten und kommen möglicherweise auch ohne oder mit wenig Bewegung aus. Es ist auch gut möglich, dass Leonie den Wunsch haben wird, andere Stellungen als die gewohnten zu probieren, weil sie sich dann besser bewegen kann, etwa in der Reiterstellung. Patricks Reaktion darauf ist dann von großer Bedeutung. Ideal wäre es, wenn er sich über den frischen Wind und Leonies Experimentierfreude im Bett freut und begeistert mitmacht. Vielleicht fühlt er sich aber auch angegriffen, weil Leonie aus seiner Sicht die »normale« – und vor allem seine spezielle – Art, Sex mit ihr zu haben, infrage stellt. Dann kommt Leonie nicht drum herum, ganz in Ruhe mit ihm zu sprechen (siehe Baustein Nummer sechs).

## So ging es weiter:

Leonie findet es erst »komisch«, ihre Vulva und ihre Vagina täglich zu berühren und zu erforschen, gewöhnt sich aber schnell daran. Schwieriger ist es für sie, bei der Selbstbefriedigung nach und nach auf den Vibrator zu verzichten, die Gewöhnung daran ist stark, denn seine Benutzung ist so einfach und zielorientiert. Trotzdem erregt sie sich mit ihrer Alternativmethode mit Körperöl und ihren Fingern. Sie findet es leichter, sich die neuen Erregungsmuster von hier aus anzueignen. Sie ist mit Enthusiasmus dabei, darum klappt es schneller als erwartet und nach einigen Monaten kann sie einen Orgasmus erleben, wenn sie einen nicht vibrierenden Dildo in sich aufnimmt, sich darauf bewegt und zusätzlich noch am Klitoriskopf stimuliert. Patrick reagiert auf Leonies neues Verhalten beim gemeinsamen Sex zwiegespalten. Zunächst ist er froh, dass der Vibrator nicht mehr eingesetzt wird, dann kommt er plötzlich auf die Idee, dass Leonie vielleicht einen Liebhaber hat, bei dem sie »neue Sachen gelernt« haben könnte. Als Leonie ihm verrät, dass ihr »Liebhaber« eine Sexologin ist, die mit ihr arbeitet, ist er sehr erleichtert und ab sofort ebenfalls viel experimentierfreudiger. Die beiden haben ihre Sexualität als etwas begriffen, was sich verändern und üben lässt.

# 2 Sie braucht ein sehr langes Vorspiel oder: er kommt zu schnell zum Orgasmus

## Praxisbeispiel: *Mira und Urs*

Mira und Urs sind seit zwei Jahren ein Paar. Seit die Beziehung nach stürmischen Anfängen etwas ruhiger geworden ist, haben beide das Gefühl, dass es sexuell nicht mehr stimmt, auch wenn sie sonst sehr glücklich miteinander sind. Mira sagt mir, sie sei »leider meistens ein Langsamzünder im Bett«. Nur zu Beginn der Beziehung kam sie schneller auf Touren. Urs hingegen ist weiterhin rasch entflammt, ejakuliert dann aber auch nach eigenem Empfinden ziemlich schnell.* Er überspringt das Vorspiel meistens, damit er nicht schon vor der Penetration kommt. Dass er so leicht erregbar ist, sei »schon immer so gewesen« und er ist ratlos, wie er das ändern soll. Er hat schon mal versucht, an etwas Abtörnendes zu denken, dann verliert er aber neuerdings seine Erektion

* Hier täuscht oft die männliche Selbstwahrnehmung: Viele Männer empfinden es als »zu schnell«, wenn sie nach fünf Minuten ejakulieren, dabei ist das bereits absoluter Durchschnitt. Ein schneller Samenerguss beim Geschlechtsverkehr findet nach 30 Sekunden bis zwei Minuten statt, ein vorzeitiger Samenerguss wäre eine Ejakulation, die nach weniger als 30 Sekunden stattfindet. Das bedeutet natürlich nicht, dass es nicht möglich ist zu lernen, diese Zeit auszudehnen.

ganz. Sie haben auch schon Kondome mit betäubender Beschichtung probiert, empfinden das aber beide als sehr unerotisch. Ab und zu versuchen sie, die Sache so zu lösen, dass Urs Mira nach seinem Orgasmus leckt, bis sie auch kommt. Mira kann dabei aber nicht entspannen und hat ein schlechtes Gewissen. Sie will ihm das nicht »zumuten«, nachdem er doch schon gekommen und sehr müde ist (mehr zu diesem Thema liest du in Kapitel 4: »Sie will nicht, dass er sie leckt, obwohl sie es gern mag«). Darum wehrt sie häufig ab und verzichtet ganz, was Urs nach eigenem Bekunden nicht versteht. Beide finden, dass so ein Arrangement keine Dauerlösung sein kann.

## Das passiert hier:

Mira und Urs haben ein ziemlich verbreitetes Thema. Zu Anfang der Beziehung gibt es beim gemeinsamen Sex keine Probleme, auch wenn er recht schnell über die Bühne ging. Doch sobald der Alltag Einzug hält, beginnen die Schwierigkeiten.

Ich sage den beiden, wie toll ich es finde, dass sie den Weg zu mir gewagt haben. Es ist immer der erste Schritt zu einem erfüllten (Sex-)Leben, die eigenen Empfindungen und Wünsche ernst zu nehmen. Dabei sind Therapie und Beratung nur eine mögliche Methode von vielen. In jedem Fall haben die beiden schon eine gute Portion gesunden Egoismus an den Tag gelegt (Baustein Nummer fünf). Wenn sie nun auch noch beginnen, sich auf ihr eigenes Erleben zu fokussieren statt auf das des anderen, gehen sie diesen Weg weiter. Dann muss Mira beispielsweise nicht mehr fürchten, dass Urs sie oral befriedigt, obwohl er eigentlich keine Lust dazu hat. Dann gibt es keinen Grund mehr für ein schlechtes Gewissen.

Ich kläre die beiden darüber auf, dass Mira keineswegs ein »Langsamzünder« ist. Mira braucht nicht viel Vorspiel, weil irgendetwas mit ihr nicht stimmt. Es ist ein biologischer Fakt: Ein weibliches Geschlecht braucht nun einmal eine gewisse Zeit, bis es genügend warmgelaufen ist. Das kann – gerade bei Vorerregung – schnell gehen, aber auch gut und gern mal 20 Minuten dauern – also bis die Vagina weit und feucht genug ist, um ohne Schwierigkeiten zum Beispiel einen Penis oder auch ein Sexspielzeug aufnehmen zu können. Dass das bei Mira anfangs – scheinbar – nicht nötig war, lag einfach daran, dass sie in ihrer Verliebtheit nonstop aufgeregt und dadurch auch latent sexuell erregt war. Das Wort »Vorspiel« mag ich ohnehin nicht und benutze es vor allem, weil dann alle wissen, wovon ich rede. Ich mag es nicht, weil es suggeriert, dass es eine Option ist, die man wie eine Vorspeise vor dem eigentlichen Essen weglassen kann. Dabei gehört die vermeintliche Vorspeise zum Sex mit dazu, sie ist Teil des Hauptgerichtes. Das bedeutet nicht, dass es keine schnellen Snacks zwischendurch – also Quickies – geben kann. Quickies sind eine großartige Sache, dabei kann es aber wichtig sein, Gleitgel oder Ähnliches zu verwenden, damit es nicht reibt oder brennt.

Mit Mira und ihrem Körper ist also alles absolut in Ordnung. Ihr Part bei der Problemlösung besteht zum großen Teil darin, zu verstehen und zu akzeptieren, dass sie eine Aufwärmphase braucht. Wenn sie möchte, kann diese auch mal darin bestehen, dass sie sich vor dem gemeinsamen Sex mit Urs selbst erregt, so wie sie es gewohnt ist. Aber da beide eine Sehnsucht danach haben, ihr Tempo aneinander anzupassen, sollte das nicht die einzige Lösungsidee bleiben – es ist tatsächlich vor allem Urs, der hier aktiv werden kann.

Das bedeutet aber nicht, dass an Urs oder der Reaktion seines Penis irgendetwas falsch oder ungewöhnlich wäre. Männer nehmen ihre sexuelle Erregung durch die Sicht- und Fühlbarkeit der Erektion auch schneller wahr und können gerade in jungen Jahren wegen ihres Testosteronspiegels häufig problemlos schnell zur Entladung kommen – auch wenn das nicht für alle Männer gilt. Die Frage ist, wie der Penisbesitzer anschließend mit seiner Erektion umgeht. Von der Selbstbefriedigung her sind Männer häufig gewöhnt: Wenn sich eine Erektion manifestiert, dann muss und will ich sie nutzen. Viele haben keine Erfahrung damit, die Erregung kommen zu lassen, den Penis dann aber noch einmal weicher werden und die Erregung vorübergehend wieder abflauen zu lassen, um sie später wieder zu steigern. Und weil sie gar nicht wissen, dass das überhaupt möglich ist, fürchten sie tatsächlich oft um ihre Erektion. Manche empfinden auch Langweile, wenn die Erregung wieder weniger wird, weil sie nicht gelernt haben, die feineren Nuancen wahrzunehmen.

Deshalb ist es ein Glück, dass die beiden gemeinsam in meine Praxis gekommen sind. Urs kann lernen, seinen Penis genauer zu spüren und seine sexuelle Erregung besser zu steuern. So kann er dann auch lernen, das Vorspiel mit Mira mit seinem gesamten Körper zu genießen. Dazu ist es wichtig, dass er außer der Penisspitze, an der er momentan fast ausschließlich seine Erregung empfindet, weitere Körperstellen zu sensiblen und erogenen Zonen entwickelt. So kann er etwa lernen, seinen Bauch, die Brust oder die Beine wahrzunehmen, mit Genuss zu verbinden. Je mehr ihm das gelingt, desto mehr ergibt es für ihn Sinn, nicht nur ihr zuliebe gemeinsam aufzuwärmen, sondern das auch für sich als genussvoll wahrzunehmen.

Für meine männlichen Leser, die vielleicht mit einer ähnlichen Schwierigkeit zu tun haben wie Urs, übergebe ich an dieser Stelle an meinen Kollegen Frank:

**Von Mann zu Mann (Tipps von Frank Mielke)**

Bei der sexuellen Erregung gibt es einen »point of no return« – wenn deine sexuelle Erregung diesen Punkt erreicht, kannst du nicht mehr stoppen, Orgasmus und Ejakulation werden ausgelöst – auch wenn du das noch nicht willst. Das ist ein bisschen so, als würdest du mit einem Sportwagen auf eine Steilküste zurasen, ohne den Fuß vom Gas zu nehmen. Dann hebst du ab und landest im Wasser. Der Sportwagen hat damit nichts zu tun, sondern deine Art, ihn zu fahren. Wichtig ist also, dieses Fahren so zu lernen, dass du den Wagen nach deinem Willen abbremsen und beschleunigen kannst.

Dazu solltest du deinen Fokus nicht aufs Abheben legen, sondern auf die Reise und den Genuss dabei. Erst wenn du lernst, nicht nur deinen Samenerguss, sondern die Erregung an sich zu genießen, ergibt es auch Sinn, dass die Fahrt länger dauert. Das ist dann so, als würdest du im Autoradio eine schöne Musik spielen, dich mit deiner Mitfahrerin oder deinem Mitfahrer gut unterhalten und die vorbeiziehende Landschaft bewundern.

Dabei, die sexuelle Erregung an sich mehr zu genießen, können dir bewusste Pausen helfen, die du zunächst bei der Selbstbefriedigung einsetzt. Sie helfen dir, deine Erregung zu steuern, statt dich von ihr steuern zu lassen. Und sie helfen dir, von deinem Penis ausgehend mehr erogene Zonen an deinem Körper zu entdecken und zu sensibilisieren.

Wenn du den Penis bei der Selbstbefriedigung rubbelst, hast du vielleicht eine für dich geeignete Technik entwickelt, wie du deine sexuelle Erregung steigern kannst und zu einer Entladung kommst. Statt auf die Klippe zuzurasen, mach einmal bewusst eine Pause und lenke dabei deine Aufmerksamkeit auf die Gefühle innerhalb deines Körpers: Gelingt es dir, die starken Reize, die du in deinem Penis spürst, auch durch deinen Körper wandern zu lassen?

Du kannst beim Stoppen auch deine Hände zur Seite nehmen und mit dem Beckenbodenmuskel (mehr dazu in Kapitel 7) deinen Penis kurz ein, zwei, drei Mal ohne Hände bewegen, dabei tief einatmen und dir vorstellen, dass du in den Penis hinein atmest. Beim Ausatmen lässt du das Gefühl aus deinem Penis durch die Bauchdecke in deinen Körper fließen, bis es – zum Beispiel – oben in deinem Brustkorb ankommt. Es ist hilfreich, dabei eine Hand auf den Brustkorb zu legen, vielleicht auf eine Brustwarze. Damit setzt du einen Ankerpunkt auf deinem Oberkörper. Es kann sein, dass du beim ersten Mal keinen starken Reiz in der Brustwarze empfindest, da dieser Bereich noch nicht sensibilisiert ist. Nach mehrfachen Versuchen wird sich das verändern.
Weitere Möglichkeiten, eine Pause zu füllen, sind, deine Hoden zu streicheln und zu massieren oder mit deinen Fingern den Beckenboden unterhalb deiner Hoden abzutasten und dir vorzustellen, wie dein Penis in deinen Körper hineinführt. Du kannst auch den Penis an verschiedenen Punkten berühren. Spiele hierbei mit Rhythmus und Intensität. Währenddessen kannst du wieder eine Hand auf die Brust oder den Hinterkopf legen. Variiere am Penis zwischen Streicheln und festem Zudrücken. Dein Becken bewegt dabei den Penis, deine Hände sind beim Oberkörper. Du kannst diese Übung alternativ auch in Bauchlage absolvieren. Benutze in jedem Fall bewusst deinen Atem, um die Stelle deines Körpers zu spüren, die du sensibilisieren willst. Lass dir Zeit und lerne zu genießen, deine Erregung in deinem Penis und deinem Körper zu fühlen. Dabei können Gefühle im Oberkörper auftauchen, die deine sexuelle Lust steigern. Wenn du übst, diese durch deinen Körper zu bewegen, kannst du auch lernen, so deine sexuelle Lust zu steigern. Mit zunehmender Erfahrung trainierst du so, die Züge deiner sexuellen und emotionalen Erregung gezielt an- und abfahren zu lassen.

## So ging es weiter:

Mira und Urs sind sehr froh zu hören, dass ihre Schwierigkeit keine Sackgasse ist. Auch wenn Urs zunächst Skepsis äußert, ob »dieses Pausending« bei ihm funktionieren wird. Aber er will es unbedingt probieren. Bei unserem nächsten Gespräch nach einigen Wochen erzählt er, dass es viel besser funktioniert, als er erwartet hatte: »Ich habe mir gesagt: Etwas Schlimmeres, als dass ich erst mal die Erektion verliere, kann ja nicht passieren.« Diese Einstellung gibt ihm Gelassenheit. Seine Erektion verliert er dann tatsächlich – aber er merkt schnell, dass sie und seine Erregung keineswegs unwiederbringlich verloren sind. Nach einiger Zeit beginnen die beiden damit, dass Mira Urs streichelt, während er pausiert. Dabei wird seine Erektion wieder stärker und es gelingt ihm besser, die Erregung im Körper zu verteilen. Mira kann Urs' Pausen nutzen, um sich selbst zu streicheln und stärker zu erregen. Zu einem späteren Zeitpunkt übernimmt Urs das. Manchmal kommt er immer noch sehr rasch, aber das wird seltener und Urs erlebt sich dabei nicht mehr als so machtlos wie zuvor. So üben sie immer mehr aufeinander zu und können den Sex miteinander immer weiter ausdehnen und genießen.

# 3 Sie will mehr Sex als er – und er fühlt sich überfordert

## Praxisbeispiel: *Katja*

Als Katja zu mir kommt, ist sie verzweifelt: »Es klingt vielleicht komisch, aber mein Problem ist: Ich will viel häufiger Sex als mein Freund.« Nur ganz am Anfang der Beziehung hatte Roland so häufig Lust, mit ihr zu schlafen, wie es ihrem Bedürfnis entspricht. Doch während ihr sexueller Appetit nicht nachlässt, beginnt er schon nach einiger Zeit mit Ausflüchten, wenn sie ihm signalisiert, mit ihm schlafen zu wollen. »Er sagt dann, er habe im Job momentan so viel Stress und müsse sich ausruhen. Manchmal hat er auch Kopfschmerzen oder irgendwas anderes«, berichtet sie. Anfangs reagiert Katja mit Verständnis und zieht sich zurück. Sie will ihn nicht bedrängen und sich selbst emotional schützen, denn sie empfindet es als sehr kränkend, abgewiesen zu werden. Gleichzeitig grübelt sie darüber, ob mit ihrem sexuellen Bedürfnis vielleicht irgendwas unnormal ist. Mit der Zeit beginnt sie sich außerdem zu fragen, ob Roland sie überhaupt noch liebt und attraktiv findet. Ein Weile hatte sie sogar die Befürchtung, dass er vielleicht schon längst eine andere hat, bei der er sich »abreagiert«, denn er ist immer seltener zu Hause. Nach dem Handballtraining geht er nun oft noch mit seinen Freunden in eine Kneipe, und wenn er heimkommt, schläft sie bereits. Der Verdacht des Fremdgehens stellt sich dann zum Glück als haltlos heraus, denn sie findet Roland wirklich in der Kneipe, als sie, von eifersüchtiger Sorge getrieben, seine Angaben einmal kontrolliert (und sich dann gleich dafür schämt). Trotzdem hat Katja das Gefühl, in einem Teufelskreis festzusitzen: Je stärker sie ihn begehrt, desto mehr zieht er sich zurück. Und hält sie sich eine Weile bewusst zurück, scheint er aufzuatmen, ergreift aber so selten die Initiative zum gemeinsamen Sex, dass sie sich ihm schließlich doch wieder nähert – und er häufig abblockt. Sie merkt, dass ihr Verhalten etwas mit Rolands Abwehr zu tun hat, weiß aber nicht, was sie ändern kann. »Wenn ich nicht die Initiative ergreife, passiert gar nichts«, sagt sie. Und schließt ihre Erzählung mit: »So geht das nicht weiter.«

## Was passiert hier?

Katjas Problem ist – anders als sie vermutet – relativ häufig: Es gibt viele Menschen, die mehr Lust auf Sex haben als ihr Partner oder ihre Partnerin. Doch besonders Frauen, denen es so geht, haben mit einem hartnäckigen Vorurteil zu kämpfen: dass sie von Natur aus sexuell weniger aktiv seien und weniger Lust hätten als Männer, denen pauschal ein größerer sexueller Appetit nachgesagt wird. Männer sind halt so, wird oft lapidar behauptet. Dabei schwingt mit: … und Frauen nicht. Beides ist Quatsch. Es gibt hier keine Gesetzmäßigkeit, sexuelle Lust ist individuell und wie sexuelle Erregbarkeit nicht statisch (lies zum Thema Lust auch gerne noch einmal Baustein Nummer zehn). Anders gesagt: Jeder Mensch ist anders, auch in sexueller Hinsicht. Dadurch kann, unabhängig vom Geschlecht, in einer Beziehung auch im Bett ein Ungleichgewicht entstehen, das dann meist Konflikte verursacht.

Katja hat das gesellschaftliche Vorurteil der weniger an Sex interessierten »normalen« Frauen verinnerlicht, sonst würde sie sich gar nicht fragen, ob mit ihrem sexuellen Verlangen etwas nicht stimmt. Hier kann ich sie also schon einmal beruhigen. Anzunehmen ist, dass Roland wahrscheinlich ebenfalls unter gesellschaftlichen Vorannahmen leidet. Womöglich kämpft er doppelt mit dem allgemeinen Bild von Männlichkeit: weil er nicht mag, aber doch eigentlich mögen müsste. Aus diesem Klischee ergeben sich noch mehr Schwierigkeiten, die Katja zu schaffen machen. Wie viele Frauen scheut sie sich, Sex zu initiieren, wenn sie Lust hat. Irgendwo nagt der Gedanke, das sei die verkehrte Reihenfolge, denn eigentlich müsste ja vermeintlich er die Initiative ergreifen. Daraus ergeben sich Katjas große Schwierigkeiten, einen Korb zu bekommen. Denn wenn der Mann als solcher ja angeblich immer will, muss eine Ablehnung, so die auf dieser Unterstellung basierende Schlussfolgerung, entweder mit ihrer sexuellen Attraktivität zu tun haben oder damit, dass er sie nicht mehr will/liebt oder seine sexuellen Bedürfnisse anderswo stillt. Genau das sind auch Katjas Mutmaßungen. Andere Frauen in ähnlicher Situation glauben stattdessen, dass mit dem Mann etwas nicht ganz in Ordnung sei, weil er nicht der vermeintlichen Norm entspricht.

Hier gilt es also zuerst einmal, sich bewusst von diesen verzerrten und unwahren stereotypen Vorannahmen zu verabschieden. Sie verstellen den Blick darauf, wie die Situation ist und wie die Beteiligten einen konstruktiven Umgang mit der individuellen Unterschiedlichkeit finden können.

Ein wichtiges Thema bei Katja und Roland ist eine fehlende Balance aus Distanz und Nähe (Baustein Nummer neun). Ich frage Katja, ob es sein kann, dass sie ein noch stärkeres sexuelles Bedürfnis verspürt, weil Roland nicht oder nur so selten will. Sie bejaht das: Sein »Nein« verstärkt ihre Sehnsucht.

Kein Wunder, denn ein knappes Gut wirkt oft noch begehrlicher – das ist eine psychologische Gesetzmäßigkeit. Es ist darum wichtig, aus solchen Mechanismen herauszukommen. Auch aus Rolands Abwehr: Katja steht gefühlt ständig bei ihm vor der Tür, das setzt ihn unter Druck, »männlich« agieren zu müssen. Das führt zu noch weniger Lust, denn er hat nicht das Gefühl, frei entscheiden zu können. Sich frei für etwas entscheiden zu können ist jedoch eine ganz wichtige menschliche Motivationsquelle, auch beim Sex.

Um diesen Teufelskreis durchbrechen zu können, ist es wichtig, sich die eigenen Beweggründe bewusst zu machen. Ich gebe Katja die Aufgabe, in sich zu gehen und sich ehrlich zu fragen: *Warum* will ich Sex mit Roland?* Natürlich muss die Motivation nicht jedes Mal dieselbe sein, aber es ist oft hilfreich, sich die eigenen Hauptbeweggründe vor Augen zu führen. Katja kann etwa über Fragen nachdenken wie: Welche Rolle spielt der andere für mich beim Sex? Will ich manchmal nur Sex, weil ich mich selbst nicht schön finde und sein Begehren als Bestätigung brauche? Oder gibt es ein körperliches Bedürfnis nach Sex? Will zum Beispiel meine Vagina das Gefühl haben, einen Penis in sich aufzunehmen? Kommen bei einer solchen Reflexion vor allem emotionale Gründe zum Vorschein – also dass einer der Beteiligten sich etwa nur durch gemeinsamen Sex erst wertvoll fühlt oder sich der Liebe des oder der anderen vergewissern möchte –, ist die Baustelle, um die es eigentlich geht, nicht der Sex.

Im Gespräch kommt heraus, dass emotionale Motivationen für Katja eine eher untergeordnete Rolle spielen. Ihre Gedanken, Roland könne sie nicht mehr lieben oder sie unattraktiv finden, tauchen immer erst auf, wenn sie nach einer

* Falls es dir ähnlich geht wie Katja, findest du in Teil eins, Kapitel drei viele Impulse, welche Beweggründe für Sex mit anderen es geben kann.

von Rolands Ausflüchten versucht, sich sein Verhalten zu erklären. Primär geht es Katja meist tatsächlich darum, einem körperlichen Bedürfnis nachzugehen und sexuelle Erregung zu genießen. Sie findet gemeinsamen Sex wesentlich befriedigender und schöner, als wenn sie es sich allein macht. Ich frage sie, ob es für sie in Ordnung wäre, wenn Roland manchmal einfach nur »hinhielte«, als eine Art lebendiger Dildo. Das bejaht sie etwas zerknirscht. Daraufhin erkläre ich ihr, dass sie sich dafür nicht zu schämen braucht – und dass es möglicherweise sogar eine Entlastung für Roland sein kann, das zu wissen, weil von ihm in diesem Fall nicht so viel erwartet wird.

## So ging es weiter:

Katja und Roland verabreden sich, wie von mir empfohlen, für einen Spaziergang, um sich auszusprechen (mehr zu konstruktiver Kommunikation liest du in Baustein Nummer sechs).

Dabei bricht es aus Roland heraus: Er fühle sich von Katjas Lust auf Sex häufig völlig überfordert. Dass er oft gestresst sei, sei nicht gelogen, sondern eine Tatsache. Manchmal sage er allein deshalb schon »Nein, jetzt nicht«, weil er befürchte, er müsse sich dann richtig reinhängen mit ihr. Darüber hinaus habe er außerdem oft den Eindruck, dass es gar nicht um ihn gehe. Das verwirre ihn und führe dazu, dass er nicht wisse, wie er sich verhalten soll. Wie von mir vermutet, entlastet es ihn sehr zu hören, dass er mit seinem Gefühl nicht ganz danebenlag: Katja gibt zu, dass sie manchmal – nicht immer – einfach Sex um des Sex willen haben will. Ebenso empfindet er es als erleichternd und sogar als schmeichelhaft, als Katja ihm erklärt, sie erwarte von ihm dann keine pornoreife Performance, aber sie genieße den Sex mit ihm einfach mehr, als sich selbst zu befriedigen. Auch wenn Katja sich von einigen von Rolands Aussagen verletzt fühlt und sie üblicherweise wahrscheinlich streiten würde, bemüht sie sich sehr um Zugewandtheit.

Sie vereinbaren, in Zukunft beide ganz offen zu sein. Katja will direkt ansprechen, wie sie sich gerade fühlt. Geht es ihr vor allem um das Entladen ihrer sexuellen Erregung, bekommt Roland nun die Möglichkeit zu entscheiden, ob er »hinhält« und Katja machen lässt, ob er sie zum Beispiel mit der Hand befriedigt oder ob er sie bittet, es sich neben ihm selbst zu machen. Es kommt auch vor, dass sie Sex will, weil sie sich nach Nähe sehnt – wenn Roland dann zunächst keine Lust hat, kann die Situation anders gelöst werden. Etwa, indem die beiden sich zusammen aufs Sofa kuscheln und miteinander reden. Für Roland gilt die Offenheit natürlich umgekehrt ebenso. Die wichtigste Arbeit wird aber für Katja sein, auch Selbstbefriedigung genießen zu lernen.

Als ich nach einigen Wochen noch einmal mit Katja spreche, hat sich die Stimmung zwischen den beiden stark verbessert. Katja hat fleißig geübt und gelernt, sich selbst gut zu spüren. Das Üben konnte sie dabei sehr genießen. Auch Roland und sie haben wieder mehr Sex. Seit er sich nicht mehr von ihr bedrängt fühlt, spürt Roland selbst wieder viel mehr Lust. Katjas Bedürfnis hat dagegen ein klein wenig nachgelassen, weil sie nicht mehr den Eindruck hat, nicht das zu bekommen, was sie so gerne haben will. Die beiden sind sich sicher, den richtigen Weg eingeschlagen zu haben.

# 4 Sie will nicht, dass er sie leckt, obwohl sie es gern mag

## Praxisbeispiel: *Zainab*

Zainab ist bei mir in Psychotherapie wegen einer Essstörung. Bei einer Sitzung kommen wir auch auf ihre Sexualität zu sprechen. Damit ist sie im Großen und Ganzen zufrieden, »bis auf die Sache mit dem Lecken«. Dann erzählt sie, dass sie das körperliche Gefühl zwar sehr mag, aber sie sperrt sich trotzdem dagegen, wenn ihr Freund Tim Anstalten macht, zwischen ihre Beine abzutauchen. »Es stresst mich«, sagt sie. Ihre Befürchtung ist vor allem, dass er ihr zuliebe etwas tut, was er eigentlich nicht tun möchte. Ist sie nicht gerade frisch geduscht, sorgt sie sich zu stinken. Und selbst frisch gewaschen hat sie ein Problem, sich zu entspannen. »Er hat doch gar nichts davon«, sagt sie. »Wenn ich wenigstens schneller wäre, aber es dauert bei mir immer ewig. Das kann er doch unmöglich gut finden.«

## Was passiert hier?

Wie Zainab geht es vielen Frauen. Sie kennen ihr Geschlecht nicht besonders gut – und haben deshalb eine größere Distanz dazu. Kleine Mädchen gehen meistens noch unbefangen damit um, befühlen ihre Vulva und Vagina und stecken danach den Finger in den Mund. Auf diese Weise werden sie vertraut mit ihrem Geschlecht und können auch dessen Geruch als etwas ganz Normales erleben, das sogar Geborgenheit geben kann, ähnlich wie ein Plüschtier auch durch seinen vertrauten Geruch Geborgenheit vermittelt. Leider werden aber gerade Mädchen oft gemaßregelt, wenn die Eltern das mitbekommen: »Lass das, so was tut man nicht.« Auch Zainab hat solche Sätze als Kind gehört. Sie ist zwar heute eine sehr offene und progressive junge Frau, stammt aber aus einem konservativen Elternhaus, in dem alles, was mit Sex zu tun hatte, tunlichst nicht angesprochen wurde.

Werden die so zurechtgewiesenen Mädchen größer, kann das eigene Geschlecht in immer weitere Ferne rücken. Viele Frauen fassen es aus Gewohnheit nicht an. Sie riechen nicht daran. Dadurch kann sich keine Nähe zu diesem Körperteil aufbauen – und was man nicht kennt, wird oft als etwas Negatives erlebt. Nähert sich dann der Partner oder die Partnerin diesem als unberechenbar empfundenen Ort, wehrt sie lieber ab. Hinzu kommt, dass es in unserer Gesellschaft normal geworden ist, sich jeglichen Körpergeruchs und jeder Körperflüssigkeit so schnell es geht zu entledigen – bei Frauen gilt das auch für die Körperbehaarung. Allein dadurch haben Körpergerüche und -säfte ein negatives und stinkiges Image, obwohl die wenigsten Frauen noch nicht mal wirklich hinriechen.

Hier hilft das, was ich in Baustein Nummer eins beschrieben habe: die Neugier aufs eigene Geschlecht. Noch wichtiger als die dort beschriebenen Übungen ist aber in Zainabs Fall, dass sie sich regelmäßig – über Wochen – mit ihren Körpersäften auseinandersetzt. Das heißt, den Finger in den verschiedenen Zyklusstadien tatsächlich in die Vagina und an die Vulva zu legen, anschließend daran zu riechen und ihn dann auch abzulecken. Oder den Zervixschleim genau anzuschauen, wie es ja auch Frauen tun, die das im Rahmen der natürlichen Verhütung machen. Ihn in der Hand zu haben, mit ihm zu spielen, ihn zu verreiben. Auf diese Weise gewöhnt sie sich immer mehr an Konsistenz, Geschmack und Geruch. Je vertrauter ihr all das wird, desto merkwürdiger wird ihr mit der Zeit die Idee erscheinen, dass es für jemand anderen eklig sein könnte, damit in Berührung zu kommen.

Ein weiterer Aspekt, der hier eine Rolle spielt, liegt in der Paardynamik: Zainab hat das Gefühl, sie sei die Einzige, die im Paargefüge profitiert, wenn ihr Partner sie leckt. Sie ist der Ansicht, sich »tatenlos zurückzulehnen«, was sich für sie selbstsüchtig anfühlt. Diese Denkweise hat zwei Fehler. Der erste ist die Annahme, ihr Partner habe nichts davon. Oft profitiert nämlich das Gegenüber sehr von der Lust und der sexuellen Erregung der Partnerin oder des Partners: Er oder sie findet es selbst erregend oder mindestens schön und bestätigend. Der zweite Fehler ist zu glauben, Egoismus sei nicht in Ordnung. Warum der Grundsatz »Denk zuerst an dich selbst« sogar eine wichtige Grundlage erfüllender Sexualität ist, hast du in Baustein Nummer fünf erfahren. Zu dem, was ich gesunden Egoismus nenne, gehört es, die eigenen Bedürfnisse zu kennen und für wichtig zu nehmen. Hierzu zählt das biologische Faktum, dass das weibliche Geschlecht eine gewisse Zeit braucht, um erregt zu werden. Viele Frauen haben eine unrealistische Erwartung, wie schnell sie erregt werden »sollten«. Und weil das dann nicht passiert, projizieren sie ihre Unzufriedenheit mit sich selbst auf ihr Gegenüber: »Du findest es sicher mühsam, dass es so lange dauert.« Dass so keine wirkliche Lust aufkommen kann, ist klar.

Es geht hier also um Zainabs Unzufriedenheit und ihre Erwartungserwartungen (lies zu diesem Thema auch gerne noch einmal Baustein Nummer sechs: Konstruktive Kommunikation), die erst einmal nichts mit Tim zu tun haben und darum auch rein gar nichts darüber aussagen, wie er sich beim Oralsex mit ihr fühlt. Das muss Zainab zunächst verstehen – dass es eben diese eigenen Konstrukte sind, die ihre Nervosität verursachen, wenn Tim sie leckt. Ihre Aufgabe ist es, das in diesem Augenblick zu erkennen und sich dann gezielt selbst zu beruhigen. Denn wenn sie alle zwei Minuten nachfragt, ob es für ihn immer noch okay ist und die Situation nur erträgt, solange er ihr das bestätigt, torpediert sie jede aufkommende Erregung bei allen Beteiligten. Sich selbst beruhigen und zugleich erregen kann Zainab, indem sie sich bewegt. Sie kann sich räkeln wie eine Katze und darauf achten, dass ihr Rumpf in Bewegung kommt. Den Effekt kann sie verstärken, indem sie dabei bewusst tief in den Bauch atmet (falls es dir ähnlich geht wie ihr, lies gerne noch einmal die Bausteine Nummer sechs und sieben). Auch Stöhnen und Lachen können der Nervosität effektiv entgegenwirken.

Außerdem schlage ich vor, dass sie mit Tim vereinbaren könne, sie nur eine gewisse Zeit zu lecken – zum Beispiel erst einmal nur fünf oder zehn Minuten. Dabei sollte das Ziel nicht ein Orgasmus sein, sondern dass sie sich an das Gefühl gewöhnt und nicht ständig mit dem Gedanken beschäftigt ist »Das ist jetzt aber zu anstrengend«. Extrem wichtig für Zainab ist dabei, sich darauf verlassen zu können, dass Tim aufhört, wenn er genug hat oder eine Pause vom Lecken möchte. Alle Beteiligten sollten eine grundsätzliche Vereinbarung treffen, nur so lange eine sexuelle Praktik anzubieten oder mitzumachen, wie sie das wirklich wollen (siehe auch Baustein Nummer fünf: Gesunder Egoismus). In meiner Praxis höre ich dann oft: »Aber das ist ja dann verletzend, wenn ich zu hören bekomme: ›Jetzt will ich nicht mehr.‹« Und natürlich kann das passieren. Doch es lohnt sich, das Risiko einzugehen. Denn gerade, wenn sich beide so etwas trauen, erzeugt das im Laufe der Zeit Verlässlichkeit. Dann ist es möglich, darauf zu vertrauen, wenn die oder der andere versichert, dass etwas für sie oder ihn so in Ordnung ist. Mutmaßungen haben dann keinen Nährboden mehr. So entsteht auch der Raum, um vertrauensvoll gemeinsam etwas Neues auszuprobieren.

## So ging es weiter:

Nach unserem Gespräch beginnt Zainab erst einmal damit, ihre Körperflüssigkeiten zu erkunden. Das findet sie erst »krass«, wundert sich aber bald darüber, dass sie das Aroma ihres Zervixschleims mit der Zeit sogar »richtig gut« findet. Plötzlich kann sie sich vorstellen, dass Tim das Lecken zumindest nicht eklig finden könnte und es vielleicht sogar tatsächlich genießen kann. Das Gefühl jedoch, dass sie sich »nur« zurücklehnen soll, während er sich »abrackert«, macht ihr weiterhin zu schaffen. Eines Sonntagmorgens, als sie nach dem Aufwachen neben Tim im Bett liegt, platzt sie damit heraus, dass es ihm doch bestimmt zu anstrengend sei, sie oral zu befriedigen. Tim fängt an zu lachen und erklärt ihr, dass er das Gefühl, wie sie immer erregter wird, total großartig findet, und dass sie es ruhig eine Weile in Anspruch nehmen könne. Dann sagt er spontan: »Aber du lässt mich ja nie machen! Darf ich?« Daraufhin vereinbart Zainab mit Tim, dass er unbedingt nach spätestens acht Minuten aufhören muss (fünf Minuten erscheinen ihr zu kurz, zehn zu lang) und unbedingt auch dann, wenn es ihm vorher schon gegen den Strich geht. Sie stellt eine Stoppuhr und kann sich tatsächlich nach ein, zwei Minuten Anlaufzeit entspannen und genießen. Dass sie dabei nicht zum Höhepunkt kommt, ist für sie nebensächlich – sie empfindet dieses Erlebnis als »Durchbruch« und witzelt: »Tim muss aufpassen, dass ich es jetzt nicht nur noch so haben möchte.«

# 5 Sie mag keinen Blowjob

## Praxisbeispiel: *Carla*

Carla ist bei mir in der Orgasmusgruppe,* weil sie sich selbst besser kennenlernen will. Seit sie sich bewusster mit ihrer Sexualität auseinandersetzt, möchte sie auch herausfinden, woher ihre Vorlieben und besonders auch Abneigungen kommen. Carla fühlt sich nie richtig wohl dabei, ihren jeweiligen männlichen Partner oral zu befriedigen. Sie macht es zwar, aber würde es gern mehr genießen. Dazu, Sperma in den Mund zu nehmen oder zu schlucken, kann sie sich zum Beispiel nicht überwinden. Als sie zeitweilig eine Partnerin hatte, fand sie den Oralsex angenehmer, aber richtig anfreunden konnte sie sich auch damit nicht.

## Das passiert hier:

Oralsex ist die Sexualpraktik, bei der wir mit dem Geschlecht des Partners oder der Partnerin so nah konfrontiert sind wie bei keiner anderen. Das kann dazu beitragen, dass

* Die Therapiegruppe »Mit Genuss zum Orgasmus« ist eine Gruppe, die ich zusammen mit meiner Kollegin Annette Bischof-Campbell anbiete. Dabei lernen Frauen über mehrere Abende ihre Sexualität und ihr Geschlecht besser kennen, um mehr und gezielter sexuelle Erregung erleben und genießen zu können.

viele Menschen erst einmal oder anhaltend Schwierigkeiten haben, den anderen oder die andere oral zu stimulieren. Manche finden gerade diese Nähe sexuell besonders erregend.

Bevor ich hier weiter ins Detail gehe, möchte ich ganz klar festhalten: Niemand muss Oralverkehr praktizieren und niemand muss ihn mögen. Hier gilt also dasselbe wie für alle anderen Sexualpraktiken auch: Tu nichts, was dir nicht zusagt. Doch es gilt ebenfalls: Etwas zu mögen ist bis zu einem gewissen Punkt erlernbar – wenn das gewünscht wird. Da das bei Carla der Fall ist, kann sie an verschiedenen Punkten ansetzen. Vermutlich wird sie nicht mit allen die gleichen Schwierigkeiten haben:

1. *Geruch, Geschmack und Konsistenz:* Dass Carla einem Penis in ihrem Mund nicht so viel abgewinnen kann, kann mit dem Geschmack und Geruch zu tun haben. Ich rate ihr deshalb, sich in den nächsten Wochen dem Geruch zu widmen – und zwar erst einmal ihrem eigenen. Oft ist es nämlich so, dass Menschen, die Oralverkehr nicht mögen, Intimgerüchen generell skeptisch gegenüberstehen. Ich rate ihr also (wie Zainab im vorigen Kapitel), den oder die Finger zu unterschiedlichen Zeitpunkten des Zyklus in die Vagina einzuführen, daran zu riechen und ihn abzulecken. Auch Carla soll ihren Zervixschleim untersuchen. Außerdem kann sie sich den Gerüchen ihres Partners widmen. Dabei muss sie nicht sofort ihre Nase in seine Unterhose stecken. Sie kann erst einmal an seinen Haaren riechen, am nächsten Tag an der Haut am Hals und am dritten kann sie vielleicht die Achselhöhle beschnuppern. So kann sie sich immer weiter in Richtung Penis vorarbeiten.

Dass sie Sperma nicht in den Mund nehmen mag, kann nicht nur mit dem Geschmack, sondern auch mit der Konsistenz zu tun haben. Ich schlage ihr vor, mit geschlossenen

Augen etwas zu probieren, was eine ähnliche Beschaffenheit hat. Denkbar wäre hier zum Beispiel eine Passionsfrucht, Wackelpudding, Austern oder das Innere von Tomaten. Auf diesen Vorschlag hin schüttelt sich Carla: All das sind Lebensmittel, die sie ihrer Konsistenz wegen seit ihrer Kindheit meidet. Ich erkläre ihr, dass sie sich nicht zwingen muss, aber dass sie sich wahrscheinlich an diese Lebensmittel ebenso gewöhnen könnte wie an Sperma auch, wenn sie das will. Wenn nicht, ist das selbstverständlich auch völlig in Ordnung. Carla will darüber nachdenken.

2. *Technik:* Viele Menschen spannen sich im Nacken- und Halsbereich, aber auch in der Kiefer- und Mundmuskulatur sehr an, wenn sie ihren Partner oder ihre Partnerin oral befriedigen. Dadurch geraten sie in eine angespannte, negative Stimmung. Dann können sie gar nicht anders, als die Situation blöd zu finden (werfe hierzu gern noch einmal einen Blick auf die Grafik zum autonomen Nervensystem in Baustein Nummer drei: Bewegung). Ich empfehle Carla also, sich beim Oralverkehr die Zeit zu nehmen, eine bequeme Position zu finden. Außerdem kann sie zwischendurch immer wieder bewusst eine Pause machen, lockerlassen, alles ganz weich werden lassen und sich dann in die Aktivität hinein entspannen. Eine bewusste Atmung unterstützt diese Entspannung. Dabei den Atem tief durch die Nase in den unteren Bauch fließen lassen und wieder vollständig ausatmen. Das wirkt auch dem Gefühl entgegen, wegen des Penis im Mund keine Luft zu bekommen – ebenso wie das Wissen, dass stets ein Atmen durch die Nase möglich ist. Die bewusste Entspannung, aber auch eine Hand am Penis als Abstandhalter verhindern, dass ein Würgereflex ausgelöst wird, wovor auch einige Frauen Angst haben. Die Hand kann dann auch das Stimulieren des Partners übernehmen, wenn der Mund eine Pause braucht.

*3. Emotionale Aspekte:* Viele meiner Patientinnen haben ein emotionales Problem mit einem Blowjob oder allgemein damit, Oralsex zu praktizieren. Sie haben das Gefühl, sich in eine unterwürfige Position zu begeben und vom Gegenüber weniger geschätzt zu werden (dabei empfinden viele Männer es genau umgekehrt: Sie fühlen sich sehr verletzlich, wenn sich ihr Penis im Mund der oder des anderen befindet). Das kann unter anderem durch die Stellung getriggert werden: Wenn der Partner oder die Partnerin auf der Bettkante sitzt, sie vor ihm auf den Knien liegt wie eine Dienerin und dann möglicherweise auch noch Sperma schlucken oder ins Gesicht gespritzt bekommen soll, kann das eine Assoziation sein, die in manchen Frauen Widerstand weckt. Andere können genau das besonders auf- und erregend finden. Ein weiterer Aspekt kann es sein, sich in eine übergestülpte Rolle gedrängt oder als Mittel zum Zweck zu fühlen und sich nicht als Person gemeint und begehrt zu fühlen.

Hier ist es wichtig, sich zunächst einmal klarzumachen, dass sich alle diese Erwartungen und Assoziationen im eigenen Kopf abspielen. Was der oder die andere fühlt oder denkt, ist davon völlig unberührt. Weil solche Gefühle oft mit einem wackligen Selbstwertgefühl zusammenhängen, kann die Abneigung, Oralsex zu praktizieren, sich oft verringern oder verschwinden, wenn die oder der Betreffende das eigene Selbstwertgefühl stärkt. Eine Stärkung der sexuellen Selbstsicherheit kann zum Beispiel mit der Therapie des Sexocorporel erfolgen, mit der ich unter anderem in meiner Praxis arbeite.

Ein weiterer Denkansatz: Werden vielleicht andere Themen aus der Partnerschaft auf die Oralsex-Situation projiziert? Fühle ich mich möglicherweise generell in der Beziehung untergebuttert oder nicht für wichtig genommen? Auch ein bewusstes Befassen mit einer solchen Baustelle – allein, im Gespräch mit Partner oder Partnerin oder auch in einer Therapie – kann auf verschiedenen Ebenen sinnvoll sein.

Auch dass die gebende Person vermeintlich selbst wenig »davon hat«, kann beim Oralsex als emotionales Ungleichgewicht empfunden werden – besonders, wenn der oder die andere nicht oder selten bereit ist, ihn selbst zu praktizieren. Die Lust auf das Geben von Oralsex kann aber auch schlicht dadurch geschmälert werden, dass die oder der Gebende körperlich nicht davon profitiert. Das führt mich zum nächsten Punkt:

*4. Kosten-Nutzen:* Sexuelle Lust bedeutet Vorfreude auf Sex. Und die resultiert daraus, dass mir der Sex tendenziell mehr bringt, als ich dafür aufwende. Ein Blowjob kann für die Frau hocherregend sein, wenn sie lernt, den Penis, das Aufnehmen, das Orale und die Kontrolle über seine Erregung zu erotisieren. Auf unmittelbarer körperlicher Ebene kann ein Blowjob aber zunächst als unbefriedigend empfunden werden. Doch es ist möglich, den Mund für die Stimulation durch einen Penis stärker zu sensibilisieren – schließlich kann Küssen ja auch hocherregend sein. Den Mund mit der eigenen Zunge und/oder den Fingern immer wieder zu erforschen und dies dann zum Beispiel in die Selbstbefriedigung zu integrieren, kann also eine Möglichkeit sein, mit der Zeit mehr vom Geben von Oralsex zu profitieren.

*5. Wie kann ich's machen?* Die häufigste Unsicherheit rund um den Blowjob ist: Wie geht das eigentlich? Hilfreich ist dabei, nicht die Ejakulation in den Vordergrund zu stellen. Ich empfehle, sich ein Eis am Stiel vorzustellen. Dann ist das Ziel nicht, dass er kommt, sondern das Schlecken zu genießen.

## So ging es weiter:

Nachdem ich ihr die verschiedenen Aspekte erläutert habe, kann Carla für sich ausschließen, dass sie sich durch Oralsex in eine Rolle gedrängt oder weniger wertgeschätzt fühlt. Das ist nicht ihr Problem. Sie ist sehr selbstbewusst und ihre Partnerschaft liebevoll und gleichberechtigt. Sie geht mit dem Vorsatz heim, sich die anderen Bereiche vorzunehmen und dort weiterzuforschen. Schon nach kurzer Zeit kann sie bestätigen, was sie bereits geahnt hatte: auch Geruch und Geschmack des Penis halten sie nicht zurück, obwohl sie Sperma weiterhin nicht schlucken will. Das ist aber kein Problem, weil ihr Partner das ohnehin nicht wichtig findet. Auch Sperma auf der Haut stört Carla überhaupt nicht: »Im Gegenteil, dann ist er ja endlich fertig.« Dieser Gedanke bringt sie schließlich auf die richtige Fährte. Die Lösung ergibt sich, als sie ihren Mann fragt, warum es eigentlich beim Oralsex immer so lange dauert, bis er kommt, während er beim Geschlechtsverkehr schneller zum Orgasmus gelangt. Er erwidert darauf: »Na, es ist halt anders im Mund. Nicht so eng.« Carla hatte den Penis bisher in den Mund genommen und ihn auf und ab bewegt – der Druck, den sie dabei aufbaute, war relativ gering. Als sie anfängt, die Stimulation mit dem Mund mit der Hand zu kombinieren, wie ich es ihr zur Entlastung der Muskulatur geraten hatte, löst sich dieses Problem. Carla ist zum einen entspannter, außerdem kommt er durch die zusätzliche Stimulation schneller. Seit Carla begonnen hat, ihren Mund mehr zu sensibilisieren, stellt sie sich außerdem vor, den Penis und vor allem die Eichel zu küssen und zu liebkosen wie bei einem Zungenkuss, was zu einer etwas veränderten Technik führt. Diese gefällt ihrem Partner sehr und führt zu einer weiteren Beschleunigung – und beiderseits mehr Vergnügen.

# 6 Er mag sie nicht lecken

## Praxisbeispiel: *Amelie*

Amelie ist bei mir in Psychotherapie. Eines Tages erzählt sie mir, was sie beim Sex mit ihrem Freund Moses verunsichert: Er leckt sie nur ganz selten, und wenn er es tut, bricht er meist nach wenigen Minuten ab. Amelie hat ihn einmal danach gefragt, warum das so ist. Er erklärte, es rieche »da so komisch«. Das macht Amelie schwer zu schaffen, denn seitdem hat sie das Gefühl, sich nicht gut genug zu waschen oder irgendwie eklig zu sein.

## Das passiert hier:

Ich frage Amelie, ob Moses sie denn oral befriedige, wenn sie frisch geduscht ist. Die Antwort kommt wie aus der Pistole geschossen: »Das ist es ja, dann ist es genauso. Ich dusche inzwischen immer unmittelbar, bevor wir uns sehen – es verändert nichts. Ich frage mich mittlerweile schon, ob ich vielleicht irgendwie nicht ›dicht‹ bin und Urin ausläuft oder so.« Sie erzählt, dass sich keiner ihrer früheren Freunde je beschwert habe, trotzdem oder vielleicht gerade deswegen sei sie so verunsichert. Sie war sogar schon bei der Frauenärztin, um abzuklären, ob sie eine ›riechende‹ Krankheit hat, etwa einen Scheidenpilz oder ein bakterielles Ungleichgewicht. Die habe aber konstatiert, dass alles in Ordnung sei.

Ich beruhige Amelie damit, dass es ziemlich sicher nicht an einem vermeintlich schlechten Geruch liegt, dass ihr Freund sie nicht lecken will. Körpergerüche sind normal und lassen sich niemals vollständig eliminieren – das ist auch aus gesundheitlicher Sicht nicht anzuraten. Leider geht die gesellschaftliche Entwicklung immer mehr hin zu vermeintlicher Geruchsfreiheit beziehungsweise zum Überdecken von Eigengerüchen mit künstlichen Duftstoffen. Das fördert Allergien und Entzündungen. Übermäßiges Waschen mit Duschgels oder Seife kann gerade im Intimbereich das vor Infektionen schützende saure Milieu zerstören. Davon rate ich Amelie unbedingt ab.

Dass ihr Freund sie nicht oral stimulieren mag, hat mit Sicherheit Gründe, die nichts mit Amelie und ihrem Geschlecht, sondern ausschließlich mit ihm selbst zu tun haben – hier geht es Männern, die keinen Oralverkehr praktizieren wollen, ähnlich wie Frauen. Wie im Fall von Carla aus dem vorigen Kapitel müsste sich Moses selbst auf die Suche nach den Ursachen machen: Liegt es daran, dass er generell ein Problem mit Körpergerüchen oder Körperflüssigkeiten hat? Ekelt es ihn? Ist die Ursache in emotionalen Vorbehalten zu suchen, weil er sich vielleicht als weniger männlich empfindet, wenn er sie oral verwöhnt, statt seinen Penis für Sex zu benutzen? Hat er beim Cunnilingus eine Technik, die zu übermäßiger muskulärer Anspannung und darum zu schlechter Laune führt? Hat er schlicht das Gefühl, nichts vom Lecken zu haben? Oder liegt der Grund in seiner persönlichen sexuellen Historie?

Amelie kann ihm diese gedankliche Auseinandersetzung nicht abnehmen. Sie kann ihm einen Impuls dazu anbieten, doch sie kann ihn nicht zwingen. Doch sie kann aufhören, sich den Schuh anzuziehen, es liege an ihr. Eine Möglichkeit könnte sein, dass sie das Thema noch einmal anspricht (Baustein Nummer sechs) und ihm zum Beispiel vorschlägt, einmal mit zu mir in die Sprechstunde zu kommen. Sie kann auch erst einmal aufhören, Moses oral zu befriedigen. Aber letztlich muss Moses selbst etwas ändern wollen, denn niemand ist verpflichtet, etwas zu tun, was er oder sie nicht will.

Für meine männlichen Mitleser, von denen vielleicht der ein oder andere auch Schwierigkeiten mit dem Cunnilingus hat, gebe ich nun wieder weiter an meinen Kollegen Frank:

**Von Mann zu Mann (Tipps von Frank Mielke)**

Eines muss klar sein: Geschmäcker sind verschieden. Ich mag zum Beispiel kein Pistazieneis und brauche deshalb ganz sicher keine Therapie. Vielleicht hast du aber deine Partnerin bislang gerne mit dem Mund oder der Zunge an ihrem Geschlecht berührt und verspürst plötzlich eine Hemmung, Abneigung oder Aversion. Vielleicht hast du aber auch noch nie so richtig Gefallen an Oralverkehr gefunden und würdest gern schauen, ob sich das ändern lässt.

Solltest du solche Widerstände bei dir feststellen, hilft es, zunächst deine eigenen Gerüche zu erforschen. Steck die Hand immer wieder einmal in die Hose und rieche dann daran. Rieche und schmecke auch dein Sperma regelmäßig. Je mehr du dich daran gewöhnst, desto eher möchtest du dich wahrscheinlich auch fremden Gerüchen und Geschmäckern annähern.

Als nächster Schritt kann es helfen, den Körper der Partnerin und ihre Gerüche (neu) zu erforschen. Schnuppere am ersten Tag an ihrem Hals und an ihrem Haar. Am nächsten Tag an den Achselhöhlen. Am übernächsten am Rücken. Am überübernächsten am Bauch und am Nabel. Arbeite dich so immer weiter vor, über die Kniekehlen, den Po, die Leistenregion, die Innenseite der Oberschenkel. Mach langsam. Unser Gehirn braucht Zeit, um die Gerüche zu speichern. So entsteht vielleicht die Lust auf mehr – aber mache dir keinen Druck. Nimm dir auch Zeit zu genießen und spüre dem aufgenommenen Geruch nach.

Wenn du nach deiner Reise so weit bist und du deine Zunge bald (wieder) zum Einsatz bringen willst, empfehle ich dir, deinen Kopf erst einmal auf ihren Venushügel zu legen und ihr Geschlecht anzuschauen. Streichle sanft über ihre Vulvalippen. Schau, was ihr Geschlecht macht. Versuche, den Geruch, der aus ihrer Vulva kommt, einzuatmen und zu genießen. Vielleicht bekommst du nun schon Lust, an ihren Vulvalippen zu schnuppern. Vielleicht auch erst beim nächsten Mal. Versuche dann, zunächst deine Nase zwischen ihre Lippen zu bekommen, bevor du deine Zunge einsetzt.

Mach es dir unabhängig davon zur Gewohnheit, nach dem Sex beziehungsweise nach dem Orgasmus mit deiner Nase an Stellen ihres Körpers zu verweilen, die du gerne riechst und verbinde diese Eindrücke mit dem nach innen Schwingen in deinem Körper.

## So ging es weiter:

Amelie ist der Oralverkehr im Grunde nicht so wichtig – das Verhältnis zwischen Moses und ihr aber schon. Schon länger hat sie die Befürchtung, dass er sich neben ihr manchmal minderwertig fühlen könnte, weil er drei Jahre jünger ist und noch studiert, während sie beruflich bereits sehr erfolgreich ist und gut verdient. Sie konfrontiert Moses schließlich mit der Aussage ihrer Frauenärztin, die ihr bestätigt hatte, dass mit ihr gesundheitlich (und auch geruchlich) alles in Ordnung sei, und fragt, ob es vielleicht etwas anderes gäbe, was ihn abhalte. Als er hört, dass Amelie sich seine Bemerkung vom »komischen Geruch« so zu Herzen genommen hat, ist er sehr bestürzt. Nach ein wenig Herumdrucksen erzählt er, was wirklich hinter seiner Zurückhaltung steckt: Als Teenager hatte er einmal einen One-Night-Stand mit einer einige Jahre älteren Frau und die hatte angedeutet, dass er das mit dem Cunnilingus noch mal üben müsse. Das hat ihn so beschämt, dass er es seitdem immer nur sehr halbherzig versucht hat. Und Amelie habe auch zweimal »ganz seltsam« gezuckt dabei, daraus habe er geschlossen, etwas falsch gemacht zu haben. Amelie versichert ihm, dass sie seine bisherigen Ansätze völlig in Ordnung fand – nur eben etwas kurz. Als ich neulich mit ihr telefonierte, berichtete sie, dass Moses seine Schüchternheit inzwischen zum großen Teil abgelegt hat. Die beiden haben zwar nicht häufig Oralsex, aber sie haben ihn. Amelie reicht das und vor allem ist sie froh, ihre Sorge los zu sein, »komisch« zu riechen. Der Fall von Amelie und Moses zeigt wunderbar, wie wichtig es ist, sich in einer Partnerschaft immer wieder über die – vermeintlichen – Wünsche und Vorstellung des/der anderen auszutauschen. Nur so kann man Dinge gemeinsam angehen und positiv verändern.

# 7 Sie verliert beim Sex die Lust – und er die Erektion

## Praxisbeispiel: *Liane und Daniel*

Liane und Daniel sind sehr verliebt. Sie haben beide bereits längere Beziehungen hinter sich, in denen es gegen Ende gar keinen Sex mehr gab. Beide sind zur Erkenntnis gelangt, dass Sex ein Bestandteil der Partnerschaft ist, der ihnen sehr wichtig ist – etwas, was sie in ihren vergangenen Beziehungen nicht so klar gesehen und darum vernachlässigt haben. Sie möchten alte Fehler nicht wiederholen und frühzeitig etwas unternehmen, bevor sie richtig frustriert und genervt sind. Darum kommen sie jetzt, bei der ersten Schwierigkeit, direkt zu mir. Liane erzählt, dass sie es Daniel beim Sex so schön wie möglich machen möchte. Leider kommt ihr dabei häufig anderes in den Sinn, wie die Kreditkartenabrechnung oder was sie noch alles in ihrem stressigen Job erledigen muss. So baut sie entweder erst gar keine Lust auf oder verliert sie direkt wieder. Daniel ist ebenfalls sehr sensibel. Er merkt sofort, wenn sie nicht bei der Sache ist, und verliert dann prompt die Erektion. Auch er hat den großen Wunsch, dass Liane den gemeinsamen Sex genießt.

## Das passiert hier:

Ich finde es super, dass die beiden so frühzeitig zu mir kommen. Wenn mehr Paare das täten, und zum Beispiel alle vier Monate ein Coaching in Anspruch nehmen würden, wäre eine Therapie, also eine langfristige Behandlung, viel seltener notwendig. Lianes und Daniels Schwierigkeit tritt sehr häufig bei Paaren auf, die in einer neuen Beziehung endlich alles richtig machen wollen, weil sie ihnen so enorm wichtig ist. Ich sage beiden, dass es grundsätzlich eine sehr gute Idee ist, sich zu reflektieren, um Fehler nicht zu wiederholen. Auch die Erkenntnis, den Sex pflegen zu wollen, ist ein hervorragender Ansatz.

In ihrem Bestreben sind die beiden aber bereits in eine Falle getappt: Sie machen ihr eigenes sexuelles Erleben vollkommen vom Partner oder der Partnerin abhängig. Du erinnerst dich sicher an die Grafik »Herz und Geschlecht« aus Baustein Nummer fünf: Bist du beim Sex mit deinen Gefühlen und Gedanken nur auf dein Gegenüber konzentriert (heterozentriert), bist du automatisch von dir getrennt. Du kümmerst dich nicht oder zu wenig um dein eigenes sexuelles Erleben.

Genau so ist auch Liane völlig auf Daniel und seine Reaktionen fokussiert, wenn sie es ihm so schön wie möglich machen will. Ihre Aktivitäten sind rational gesteuert (»Er mag es, hier angefasst zu werden, also mache ich das mal«). Dabei beobachtet sie genau, ob Daniel auch wirklich so positiv reagiert, wie sie es sich so dringend wünscht. Denn ihre große Sorge lautet: Wenn es ihm dauerhaft sexuell nicht gefällt, geht die Beziehung den Bach herunter. Ihr Anspruch an den Erfolg ihrer Bemühungen ist also enorm und im Kern von Verlustangst getrieben. Darum, was sie selbst gerne spüren möchte und was ihr sexuelle Erregung verschaffen könnte, kümmert sie sich dabei nicht. Durch den Erfolgsdruck gerät Liane in einen angespannten Stresszustand. Der macht sie schnell ablenkbar und nervige Gedanken haben leichtes Spiel (»Oje, ich muss doch bis morgen noch den Bericht fertig machen«). So entwickelt sie entweder gar keine sexuelle Erregung oder eine zunächst noch vorhandene zarte Erregung verflüchtigt sich sehr schnell wieder.

Daniel tappt in die gleiche Falle: Auch er ist gedanklich und emotional auf Liane fixiert. Der gemeinsame Sex soll ihr gefallen. Da das mit Lianes Herangehensweise kaum möglich ist, verschwindet seine Erregung gleich mit. Schließlich möchte er nicht mit ihr schlafen, wenn sie gar keine Lust dazu hat, das käme ihm »übergriffig« vor.

Mein Vorschlag für die beiden ist: Zeigt gesunden Egoismus (Baustein Nummer fünf) und kümmert euch zunächst um euch selbst. Es ist wie im Flugzeug, dort wird ja auch in den Sicherheitshinweisen des Flugpersonals betont: »Setzen Sie zunächst Ihre eigene Sauerstoffmaske auf, erst dann helfen Sie mitreisenden Kindern.« Denn nur, wenn wir sicherstellen, dass wir selbst genügend Sauerstoff haben, können wir uns um andere kümmern. Übertragen auf Lianes und Daniels Lage bedeutet das: Für ihre sexuelle Erregung sind sie selbst verantwortlich. Beide sollten sich also jeweils fragen: Was würde mir beim Sex gefallen? Wie kann ich sexuelle Erregung bekommen? Und dann tragen beide dafür die Verantwortung, dass sie selbst erhalten, was sie sich wünschen. Dadurch heben sie die durch die Heterozentrierung – die Fokussierung auf den anderen oder die andere – entstandene Trennung zwischen ihrem Geschlecht und ihren Gedanken und Gefühlen auf. Sie bekommen wieder Zugang zu ihrem eigenen Erleben. Außerdem entlasten sie sich gegenseitig, denn wenn jede und jeder selbst für seine Erregung verantwortlich ist, muss das Gegenüber nicht im Nebel stochern. Tritt die Erregung nicht ein wie erwartet, ist nicht gleich die gesamte Beziehung in Gefahr. Das bedeutet nun aber nicht, dass beide einfach nebeneinander Sex haben und sich sozusagen parallel selbst befriedigen. Stattdessen übernehmen sie Verantwortung dafür, das Gegenüber so anzuleiten, dass sie selbst etwas vom gemeinsamen Sex haben – wobei sie natürlich immer den Willen des oder der anderen respektieren.

Falls Liane und Daniel noch nicht oder nicht so genau wissen, was ihnen gefällt, ist es eine wichtige Aufgabe, das herauszufinden. Vielleicht wissen sie auch, was ihnen gefällt, aber trauen sich noch nicht so richtig, dem oder der anderen diese Vorlieben »zuzumuten«. Um sich hier langsam und angstfrei annähern zu können, sollten sie sich die zehn Bausteine einer erfüllten Sexualität einen nach dem anderen vornehmen und die vorgeschlagenen Übungen ausprobieren.

## So ging es weiter:

Schon während unseres Gespräches merke ich den beiden eine gewisse Entspannung an. Sie sind erleichtert darüber, dass ihr Problem kein unlösbares ist. Außerdem entlastet es sie, dass sie zum Glücken der Partnerschaft beitragen können, indem sie an die eigene Beglückung denken. Nachdem ich ihnen die Mechanismen und Folgen der Heterozentriertheit erläutert habe, stellt sich heraus, dass in den vorherigen Partnerschaften der beiden immer wieder mehr oder weniger Groll geherrscht hat, weil der/die jeweils andere insgeheim für das Versiegen des gemeinsamen Sexlebens verantwortlich gemacht wurde. Diese Denkweise hatten beide in ihre jetzige Beziehung hinübertransportiert, was den großen Druck erst verursacht hat.

Als ich einige Wochen nach unserem Termin noch einmal mit beiden telefoniere, sind sie guter Dinge. Sie haben nicht nur begonnen, ihre Wünsche zu äußern und einzubringen, sondern auch angefangen, gemeinsam neue Spielarten auszuprobieren – wie in »Baustein Nummer sieben: Das Party-Prinzip« vorgeschlagen. Dass Liane durch Gedanken an ihren anspruchsvollen Job abgelenkt wird, kommt zwar trotzdem noch vor, aber viel seltener – und es ist dann keine Katastrophe mehr. Oft gelingt es ihr, wieder zu ihrer Lust und dann auch zur Erregung zurückzufinden, und wenn nicht, empfinden es beide als nicht so schlimm. Dass Daniel seine Erektion verliert, kommt kaum noch vor, und wenn doch, hat es nichts mit Liane und ihrer Erregung zu tun, sondern damit, dass er seinerseits Stress hat und sich nicht auf den Sex konzentrieren kann. Auch das empfinden beide als undramatisch.

# 8 Er hätte gern eine andere sexuelle Spielart als die gewohnte(n)

## Praxisbeispiel: *Anna*

Anna kommt zu mir und berichtet, dass ihr Freund Ingo ihr vorgeschlagen hat, Fesselsex auszuprobieren. Sie hat ohnehin den Eindruck, dass er es gern etwas härter mag. Zudem hat sie entsprechende Porno-DVDs in einer alten Umzugskiste entdeckt. Sie ist zwar nicht grundsätzlich abgeneigt, Neues auszuprobieren. Aber sie möchte auf keinen Fall, dass sich ihr gemeinsamer Sex hauptsächlich in diese Richtung entwickelt. Außerdem wird sie seit seinem Vorschlag das Gefühl nicht los, dass ihm der gemeinsame Sex, wie er jetzt ist, nicht so richtig gefällt.

## Das passiert hier:

Ich bitte Anna, zunächst einmal zu unterscheiden: Welche von ihren Gedanken sind Ängste eine hypothetische Zukunft betreffend? Und was ist die Realität?

Dass sich Ingos Vorschlag, einmal Fesselsex auszuprobieren, zu einem Fetisch entwickelt und sie nur noch auf diese Art Sex haben können, ist erst einmal ein Szenario, das sich ausschließlich in Annas Kopf abspielt. Die Pornos könnten zwar ein Hinweis auf ein verstärktes Interesse Ingos in diese Richtung sein, sind aber absolut kein Beweis, dass es sich so entwickeln muss. Ebenso ist es Annas Interpretation, dass der momentane Sex der beiden Ingo nicht gefällt, denn das hat er nicht gesagt und auch nicht durch sein Verhalten angedeutet. Ebenso wenig hat er mit seinem Vorschlag anklingen lassen, dass Anna ihm in irgendeiner Weise nicht genügt. Im Gegenteil: Er hat einen großen Vertrauensbeweis erbracht. Die Realität im Hier und Jetzt ist nämlich: Ingo bringt neue Ideen in die Beziehung ein – und das spricht schon einmal massiv für die Partnerschaft. Er fühlt sich mit Anna sicher genug, etwas vorzuschlagen, von dem er weiß, dass es möglicherweise nicht auf offene Ohren stößt. Er vertraut ihr und mutet sich Anna zu, er riskiert etwas.

Das fortwährende Testen neuer Spielarten bewahrt eine Beziehung zudem davor, eines Tages auf dem kleinsten gemeinsamen Nenner festzufahren. Paare, die nie etwas Neues ausprobieren, sortieren erfahrungsgemäß mit der Zeit immer mehr aus ihrem sexuellen Repertoire aus und landen dadurch bei wenigen Stellungen und Varianten. Der gemeinsame Sex ist dann fast immer gleich. Das kann einerseits Sicherheit geben, aber auch als sehr langweilig erlebt werden. Manchmal so sehr, dass es irgendwann als einziger Ausweg aus der Eintönigkeit scheint, eine Affäre oder gleich eine neue Beziehung einzugehen.

Die Realität lässt sich also erst einmal durch eine positive Brille betrachten. An dieser Stelle frage ich Anna, warum sie es denn nicht einfach mal probieren möchte. Was kann schlimmstenfalls passieren? Anna wiederholt daraufhin ihre Bedenken, dass sich das Ganze zu einem Fetisch entwickeln könnte (siehe auch den Kasten »Fetisch« am Ende des Kapitels). Als ich sage, dass sie doch jederzeit das Recht habe, Nein zu sagen oder eine andere Art des gemeinsamen Sex vorzuschlagen, schüttelt sie zweifelnd den Kopf: »Wenn ich einmal Ja gesagt habe, dann komme ich doch aus der Nummer nicht wieder raus. Dann ist er doch mega enttäuscht!« Anna hat hier also vor allem Sorge, Ingo vor den Kopf zu stoßen und sich dann schlecht zu fühlen oder sich mit einer emotionalen Reaktion von ihm auseinandersetzen zu müssen. Doch während wir sprechen, geht Anna ihr Denkfehler auf: »Stimmt, jetzt bin ich wieder in einer hypothetischen Zukunft. Es kann eintreffen – oder auch nicht.« Eine weitere Befürchtung ist, dass sie selbst feststellen könnte, den Fesselsex mehr als anderes zu genießen. Sie findet, dass dem Thema etwas Schmuddeliges anhaftet, und möchte nicht komisch, sondern normal sein. Ich vermittele ihr in unseren Gesprächen, dass diese Praktik nicht pervers ist, sondern viel Lustgewinn bieten kann.

Ich schlage ihr vor, Ingos Idee nach dem Party-Prinzip (Baustein Nummer sieben) einmal auszuprobieren. Erst mal nur für zehn Minuten, aber dafür mit vollem Einsatz. Dann kann sie entscheiden, ob sie weitermachen will oder nicht. Sie kann Ingo zuvor noch einmal ganz klar kommunizieren, dass es ein Versuch ist und sie – auch vor Ablauf der Zehn-Minuten-Frist – jederzeit Stopp sagen kann, wenn ihr etwas gegen den Strich geht. Das sollte zwar eigentlich klar sein, aber so eine Abmachung kann ihr zusätzliche Sicherheit geben. Ein schönes Ziel für die Zukunft wäre es allerdings, hier eine innere Sicherheit zu gewinnen, die sie unabhängig von einer solchen Ankündigung macht. Weil es für sie zu einer Selbstverständlichkeit geworden ist, jederzeit die Freiheit zu haben, ihre Meinung zu ändern. Anna sollte sich unbedingt immer wieder aktiv darauf besinnen, wie wichtig ein gesunder Egoismus (Baustein Nummer fünf) ist, und regelmäßig für sich ausloten, was sie gerne möchte, und natürlich auch, was sie nicht oder nicht mehr will. Dann sollte sie sich auch trauen, Nein zu sagen, egal, ob es Ingo gefällt oder nicht. Denn oft gehen wir nur vorwärts und erschließen uns neue Welten, wenn wir uns jederzeit zugestehen, auch wieder einen Schritt zurück machen zu können.

Damit Anna das gelingt, ist es von besonderer Bedeutung, dass beide im Gespräch bleiben (Baustein Nummer sechs) und ihre Wünsche, aber auch Nichtgefallen klar zum Ausdruck bringen. Ihrer Sorge, dass Fesselsex in Zukunft plötzlich die einzige sexuelle Praktik sein könnte, kann Anna den Wind aus den Segeln nehmen, indem sie beide wechselseitig Neues einbringen. Eine Möglichkeit wäre es, wie in der Übung »Den Möglich-Muskel trainieren« (Baustein Nummer sieben), Vorschläge auf Zettel zu schreiben und sie zusammen zu testen. So bleibt die Beziehung besser im Gleichgewicht und jeder fühlt sich gesehen. Auch in den Büchern meines Lehrers und Kollegen Ulrich Clement finden sich viele Vorschläge für Fragespiele und Übungen, die es erleichtern, miteinander im Dialog zu bleiben.

## So ging es weiter:

Anna will die Strategie des Party-Prinzips ausprobieren. Zuvor teilt sie Ingo ganz ehrlich ihre Bedenken mit – genau wie mir zuvor. Für Ingo ist das völlig in Ordnung. Er beruhigt sie: Fesselsex sei zwar eine Fantasie und Praktik, die er sehr spannend finde, aber er versichert ihr, er könne durchaus auch ihrem bisherigen »normalen« Sex viel abgewinnen. Anna schlägt daraufhin vor, dass sie probieren könnten, nie zweimal hintereinander das genau Gleiche zu machen. Auch damit ist Ingo einverstanden. Später erzählt sie mir, dass sie dabei zunächst nur den Hintergedanken verfolgte, dadurch auf jeden Fall eine feste Fesselsex-Routine verhindern zu können. Das funktioniert auch. Mit der Zeit entwickeln aber beide zusätzlich den Ehrgeiz, immer wieder etwas Neues in den Sex einzubringen. Mal ist es nur ein neuer Hüftmove, mal eine abenteuerliche Stellung aus dem Kamasutra – Anna hat sich ein entsprechendes Buch besorgt. Mal gehen sie aufs Dach, um miteinander zu schlafen, ein andermal in den Wald. Mal probieren sie ein Sexspielzeug aus oder ein Rollenspiel. Nicht alles klappt, nicht alles gefällt ihnen, aber oft lachen sie viel – und ihr sexuelles Repertoire erweitert sich stetig, statt auf dem kleinsten gemeinsamen Nenner zu verharren.

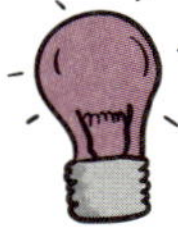

### Analsex

Viele Menschen konfrontieren ihre Partnerin oder ihren Partner irgendwann mit dem Wunsch nach Analsex. Diesen Wunsch kann es bei allen Geschlechtern und jeder sexuellen Orientierung geben.

In der Praxis werde ich regelmäßig von Frauen gefragt, die sich als heterosexuell wahrnehmen, was ein solcher Wunsch bedeutet.

Hier gibt es – vereinfacht gesagt – zwei Gruppen: Die eine Gruppe hat irgendwann festgestellt, dass sie selbst am Anus sehr erregbar ist. Diese Männer setzen das in der Selbstbefriedigung ein und wünschen sich beim Sex, dass die Partnerin ihren Finger einführt. Viele Frauen glauben dann, dass ihr Partner homosexuelle Neigungen habe, auch viele Männer fragen sich insgeheim, ob das der Fall sein könnte. Fakt ist, dass der Anus unabhängig von der sexuellen Orientierung und auch unabhängig vom Geschlecht sehr erregbar ist. Es ergibt Sinn, diese Sensibilität beim Sex einzusetzen – auch wenn das natürlich kein Muss ist.

Die zweite Gruppe ist die der Männer, die sich wünschen, mit ihrem Penis in den Anus ihrer Partnerin einzudringen. Viele

Männer sind es gewöhnt, sich mit einer kräftigen, eng zupackenden Männerhand zu erregen und finden den Anus spannend und erregend, weil er viel enger ist als eine Vagina. Auf der emotionalen Ebene schwebt außerdem der Kick mit: Analverkehr ist speziell und ihm haftet etwas Verbotenes an, das macht ihn aufregend. Frauen reagieren hier manchmal zurückhaltend. Die meisten haben ihren Anus – genau wie die Vagina – noch nicht sensibilisiert. Darum können sie sich nicht vorstellen, an dieser Art des Sex Spaß zu haben. Außerdem haben sie Angst vor Schmerzen und Verletzungen.
Wenn du mit deinem Partner Analverkehr kennenlernen möchtest, solltest du viel Zeit investieren, denn die braucht es, bis der Schließmuskel loslässt und entspannt. Um diese Schranke zu überwinden, braucht es viel Gleitmittel und Streicheln. Den Penis einfach hineinzustecken ist auf keinen Fall zu empfehlen, denn das führt nahezu garantiert zu Verletzungen und Schmerzen. Mit Geduld und Zeit kann diese Art des Sex aber zu einer Spielart werden, die allen Beteiligten sehr viel Erregung und Genuss bringt. Es ist aber selbstverständlich auch völlig in Ordnung, Analsex einfach nicht zu wollen.

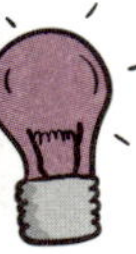

### Fetisch

Ein Fetisch entwickelt sich oft aus einem zufälligen Zusammenspiel verschiedener Faktoren. Häufig – nicht immer – spielt dabei ein Schlüsselerlebnis bereits im Kindesalter eine Rolle. Ein klassisches Beispiel: Ein kleiner Junge interessiert sich, wie viele Fünfjährige oder Sechsjährige, für die Schuhe seiner Mutter, die er aber normalerweise weder anziehen noch anfassen darf. Als sie einmal aus dem Haus ist, nutzt er die Gelegenheit und schlüpft in ihre High Heels, Sandalen und Stiefel. Weil das streng verboten ist, ist er extrem aufgeregt und bekommt eine Erektion. Was bisher noch nicht sexualisiert ist, kann in so einem Moment entsprechend verknüpft werden und durch vielfache bewusste Wiederholung zu einer lebenslangen Quelle der sexuellen Erregung werden. Das ist weder schlimm noch unnormal – und es kann alles Mögliche betreffen, von verschiedenen Schuhtypen über Bademäntel, Unterwäsche, bestimmte Stoffe, Körperteile wie zum Beispiel Füße oder Haare bis hin zu Haushaltsgegenständen, Autos, Nahrungsmitteln oder auch Windeln. Männer haben häufiger einen objektbezogenen Fetisch als Frauen, die eher stimmungsbezogene Fetische entwickeln, also zum Beispiel einen Romantikfetisch. Manche können zum Beispiel nur in die richtige Stimmung für Sex kommen, wenn genügend Kerzen brennen, die richtige Musik läuft und sie die richtige Kleidung tragen.

Wir alle haben solche prägenden Erlebnisse bei der Entwicklung unserer Sexualität, doch die meisten von uns entwickeln keine solche Spezialisierung. Zum Problem kann so eine Vorliebe werden, wenn sie zur ausschließlichen sexuellen Erregungsquelle wird. Denn der Auslöser für die Erregung ist hier kein körperliches Bedürfnis, sondern liegt in der Psyche, die im Außen einen Kick sucht.

Das kann mit der Zeit zu Abstumpfung führen. Dann braucht es beim nächsten Mal einen stärkeren Reiz und beim übernächsten Mal vielleicht einen noch stärkeren. Das ist wie bei einem Bergsteiger, der sich nicht darauf ausruhen kann zu sagen: »Ich war auf dem Kilimandscharo.« Stattdessen muss er unbedingt noch auf den Mount Everest, den K2 und alle anderen hohen und schwierig zu erklimmenden Berge der Erde. Genauso kann ein Fetisch, wenn er zur ausschließlichen Erregungsquelle wird, zu einem unstillbaren Drang werden. Weil der Körper nie zur Ruhe kommt, wird ständig im Außen nach neuen Kicks gesucht. Das kann Partnerschaften vor Probleme stellen. Eine Patientin hatte zum Beispiel einen Mann kennengelernt mit Fetisch für Latexunterwäsche. Dabei war für ihn aber vor allem der Schockmoment erregend, wenn sie ihn vor dem Sex auspackt und die Wäsche entdeckt. Nach dem fünften Mal war sie nicht mehr schockiert, denn sie hatte sich daran gewöhnt – dadurch verlor die Sache für ihn alles Erregende. Das hat die Partnerschaft nicht überstanden.

Die sexuellen Erregungsmuster zu erweitern und zu lernen, sich nicht nur über die Psyche, sondern auch über den Körper zu erregen – durch Sensibilisierung und Bewegung, wie in diesem Buch vorgeschlagen –, hat darum große Vorteile. Natürlich ist es nicht verboten und kann die Sexualität bereichern, sich *auch* im Außen Kicks zu holen, aber es ist gut, nicht ausschließlich darauf angewiesen zu sein.

# 9 Unser Sex ist langweilig

## Praxisbeispiel: *Tobias und Mareike*

Die beiden kommen gemeinsam zu mir in die Praxis. Sie führen nach ihrer eigenen und auch meiner Einschätzung eine sehr gute Beziehung und sind offen und vertrauensvoll miteinander. Der Anlass ihres Besuches bei mir: Mareike hat begonnen, sich nach anderen Männern umzugucken und zu flirten. Es hat sie erschreckt, als sie gemerkt hat, wie sehr sie das genießt. Gut fand sie eine Zeit lang, dass sie dadurch auch wieder mehr Lust bekommen hat auf Sex mit Tobias. Trotzdem hat Mareike den Eindruck, die Sache laufe in die falsche Richtung – sie möchte nicht fremdgehen und ihn schon gar nicht verlassen und hätte gern wieder mehr Spaß mit ihm. So wie zu Beginn der Beziehung vor sechs Jahren. Er ist sehr genügsam und tolerant – Mareikes »Fremdflirten« hat Tobias eigentlich nichts ausgemacht. Darum hat er zunächst keinen Handlungsbedarf gesehen, aber er sieht, dass Mareike unzufrieden ist, und wäre bereit, etwas zu ändern.

## Das passiert hier:

Mareikes und Tobias' Problem ist eines, auf das die meisten Paare irgendwann stoßen. Nach fünf, sechs Jahren Zusammensein ist das Paar oft »faul« geworden: Es gibt keine

Experimente und nichts Neues mehr. So landet es auf dem kleinsten gemeinsamen Nenner, beim Sex passiert immer das Gleiche.

Ich schlage Tobias und Mareike nach einigen Gesprächen vor, die Übung »Die rosarote Brille« (aus Baustein Nummer neun) zu machen und sich daran zu erinnern, was sie anfangs aneinander angezogen hat. Sie können außerdem die Geschichte ihrer gemeinsamen Sexualität beleuchten. Das kann jede und jeder zunächst für sich allein machen. Dabei können beide Fragen beantworten wie:

Was haben wir eigentlich am Anfang gemacht, was wir nun nicht mehr tun? Und was habe ich anfangs gemacht, was ich nun nicht mehr tue?

Was war früher besonders aufregend? Gibt es Situationen, an die ich besonders gerne zurückdenke?

Was vermisse ich?

Knutschen wir eigentlich genug? Ergreife ich oft genug die Initiative?

Streicheln wir genug? Streichele ich so viel wie früher?

Gibt es Körperregionen an mir, die ich als vom anderen vernachlässigt empfinde? Gibt es Körperbereiche, die ich an der anderen Person vernachlässige?

Warum machen wir manches nicht mehr? Hat vielleicht der oder die andere irgendwann einmal »komisch gezuckt« und in der Folge haben wir diese oder jene Praktik lieber weggelassen?

Gibt es etwas, von dem ich denke, dass mein Partner/meine Partnerin es nicht mag und das ich mir deswegen verkneife? Stimmt das eigentlich?

Gibt es etwas, von dem ich mir sicher oder fast sicher bin, dass mein Partner/meine Partnerin es besonders gern mag und das ich deswegen tue? Stimmt das eigentlich?

Befriedige ich mich manchmal nur aus dem Grund selbst, weil es einfacher ist und schneller geht?

Nehmen wir uns genügend Zeit für den gemeinsamen Sex? Nehme ich mir genug Zeit dafür?

Ist unser Alltag zu vollgestopft für Sex? Haben wir zu viel Stress und andere Verpflichtungen? Ließe sich hier etwas umstrukturieren, um mehr Zeit für Sex zu haben?

Was würde ich gerne mal ausprobieren?

Was sind meine/unsere Gründe dafür, keinen Sex zu haben?

Das Ergebnis können beide auf je einen Spickzettel schreiben und anschließend miteinander besprechen – natürlich möglichst konstruktiv (Baustein Nummer sechs). So lassen sich zum Beispiel Missverständnisse klären (»Wie, du meinst, ich möchte unbedingt, dass du zwischendurch schnell zustößt? *Ich* dachte, es ist wichtig für dich, um deine Erektion zu stabilisieren!«), Wünsche äußern und Pläne machen (»Ja, wir können noch mal wie früher ein Picknick tief im Wald machen und dort Sex haben!«).

Reden und neue Ideen ausprobieren ist ein gutes Rezept gegen Langeweile im Bett (und Sex muss ja ohnehin nicht nur dort stattfinden!). Wie die dann behoben wird, ist individuell. Es gibt Paare, die plötzlich anfangen zu swingen. Andere öffnen ihre Beziehung und erlauben auch Sex mit anderen. Auf diese Weise holen sie sich mehr sexuelle Erregung im Außen. Allerdings kann es auch zu einem Problem werden, wenn dieser äußere Kick eine Notwendigkeit wird, um überhaupt sexuell erregt werden zu können, und alles andere daneben langweilig erscheint.

Ich empfehle darum allen Paaren, auch zu lernen, aus den eigenen Empfindungen mehr herauszuholen, egal, in welcher Beziehungsform sie leben, von monogamen über offene sexuelle Beziehungen bis hin zu Liebesbeziehungen mit mehreren Personen.

Die in diesem Buch bei den einzelnen Bausteinen vorgeschlagenen Übungen können dabei helfen. Zunächst können die Paare das jeweils eigene Geschlecht und den eigenen Körper neu entdecken und sensibilisieren (Baustein Nummer eins und zwei). Dann können sie beginnen, mehr Bewegung in den Sex einzubauen, sowohl in der Selbstbefriedigung als auch zusammen (Baustein Nummer drei und vier). Aber auch die anderen Bausteine sind wichtig – allen voran der gesunde Egoismus (Baustein Nummer fünf), denn wenn alle Beteiligten für sich und ihre sexuelle Erregung Verantwortung übernehmen, tragen sie auch dafür Sorge, dass das in der Beziehung umgesetzt wird. Auch das beugt Langeweile vor.

Zum Schluss gebe ich Marieke und Tobias aber noch eine Erkenntnis mit, die ich auch allen Leserinnen und Lesern ans Herz lege. Denn bei allen neuen Ideen und Impulsen: Sex kann und muss nicht immer spannend sein. Die Medien vermitteln zwar das Bild, nur spektakulärer Sex sei guter Sex, aber das ist eine Illusion. Niemand isst jeden Tag ein Fünf-Gänge-Menü, und wenn doch, würde es ihm bald zum Hals heraushängen. Brot und Butter kann man auch genießen für das, was es ist. Beim Essen hat man nicht ständig die Erwartung, es müsse wahnsinnig spektakulär zugehen. Wie auch beim Sex ist eine Mischung am besten: häufig unkomplizierte Hausmannskost und ab und zu etwas ganz Besonderes.

## So ging es weiter:

Mareike und Tobias gehen mit einem Leuchten in den Augen nach Hause. Ich habe ihnen angesehen, dass allein unser Gespräch sie schon auf Ideen gebracht oder an Dinge erinnert hat, die sie lange nicht mehr gemacht haben. Als ich einige Monate später mit Mareike spreche, haben sie sich gerade zu einem Tantra-Seminar angemeldet, was lange ein geheimer Wunsch von Mareike gewesen ist. Außerdem haben sie einige der sexuellen Erlebnisse aus der Zeit der ersten Verliebtheit wiederholt. Einmal die Woche, am Samstagnachmittag, verabreden sie sich zum Sex. Das bedeutet nicht, dass sie sonst keinen haben, aber dieser Zeitpunkt ist fest reserviert. Nicht alles läuft so, wie sie es sich vorgestellt haben, aber das ist für sie gar nicht so wichtig. Sie haben frischen Wind in ihre Beziehung gebracht und das finden beide sehr belebend.

# 10 Sie hat Schmerzen beim Sex

## Praxisbeispiel: *Lara*

Lara ist Anfang zwanzig. Sie hat eine Fernbeziehung und darum nur am Wochenende Sex mit ihrem gleichaltrigen Freund John. Beide waren noch nicht lange zusammen, als Lara ein Jobangebot aus einer anderen Stadt bekam. Sie ist sehr verliebt und freut sich jedes Mal »wie verrückt« auf John. Leider hat sie fast immer Schmerzen, wenn sie mit John schläft – es kommt selten vor, dass es gar nicht wehtut. Sie vermutet, das hänge damit zusammen, dass sie unter der Woche keinen Sex hat: »Ich bin einfach nicht dran gewöhnt, denke ich.« Selbst macht sie es sich nicht gern. Sie hat »nicht so sehr das Bedürfnis, außerdem ist es nicht so schön wie zu zweit«. Hinzu kommt, dass sie insgesamt sehr gestresst ist: In ihrem Job ist sie noch in der Probezeit, fühlt sich von ihrer Chefin beobachtet und macht oft Überstunden. Abends fällt sie meistens »wie ein Stein ins Bett«.

## Das passiert hier:

Im Gespräch mit Lara stellt sich heraus, dass sie nicht nur beim Sex Schmerzen hat, sondern auch häufig unter Infektionen im Intimbereich leidet. Sie hat immer wieder mit Scheidenpilz und Blasenentzündungen zu kämpfen. Bisher hat sie das nicht mit ihren Schmerzen beim Sex in Verbindung gebracht, weil die Infektionen tendenziell eher nach dem Wochenende auftreten. Unter der Woche versucht sie dann, »das Problem in den Griff« zu bekommen, damit sie am Wochenende »wieder einsatzbereit« ist. Aus diesem Grund hat sie auch schon mehrfach mit der Pille ihre Periode verschoben.

Ich sage ihr zunächst, wie wichtig es ist, nicht auf eigene Faust herumzudoktern, wenn sie Infektionen hat, sondern ihre Gynäkologin zu konsultieren und sich unbedingt an deren Rat zu halten. Auch wenn das bedeutet, dass sie eine oder zwei Wochen keinen Geschlechtsverkehr mit John haben kann. Daraufhin schaut sie mich ganz erschrocken an, denn sie möchte ihn auf keinen Fall enttäuschen oder »irgendwie frigide« wirken. Mit ihm über ihre Infektionen sprechen möchte sie aber noch weniger, weil sie sich sorgt, dass er das eklig finden könnte oder den Eindruck bekommt, mit ihr stimme etwas nicht.

Ich erkläre ihr, dass Infektionen im Intimbereich häufig vorkommen, besonders zu Beginn einer Beziehung, weil die Bakterienflora im Intimbereich der Partner dann noch sehr unterschiedlich ist. Außerdem haben solche Probleme eine Tendenz wiederzukehren, wenn sie nicht zu hundert Prozent abheilen können. Als Vorbeugung vor Blaseninfektionen rate ich Lara, spätestens zehn Minuten nach dem Sex pinkeln zu gehen, damit potenzielle Erreger ausgespült werden. Das hat sie bisher meistens nicht getan. Sie will »nicht ungemütlich sein«, wenn sie Arm in Arm mit John im Bett liegt. Auch übermäßige Hygiene, also zu häufiges Waschen, und der vermehrte Gebrauch von parfümierten Einlagen und Lotionen können begünstigen, dass der Intimbereich irritiert reagiert. Als Vorbeugung gegen Scheidenpilz rate ich ihr zu Kokosöl. Es hat antibakterielle und pilzabtötende Eigenschaften und kann außerdem als Gleitmittel dienen. Das ist aber nur eine Option, wenn man nicht mit Kondom oder Diaphragma verhütet oder Sextoys aus Silikon oder Latex benutzt – solche Materialien werden dadurch porös.

Da Lara erzählt, dass sie fast immer direkt nach ihrer Ankunft bei John Sex haben und damit auch einen erheblichen Anteil des Wochenendes verbringen, ist Gleitmittel auf jeden Fall eine gute Idee. So wird die mechanische Belastung von Vagina und Vulva verringert. Außerdem gleicht es aus, wenn Lara möglicherweise noch nicht richtig feucht ist. Ein weiterer Aspekt kann sein, dass Lara sich in Erwartung von Schmerzen vermutlich stärker anspannt. Ihr Fokus liegt sehr darauf, John zu gefallen, und sie möchte ihm gegenüber nicht zimperlich erscheinen. Darum beißt sie auch die Zähne zusammen – spannt sich also noch mehr an –, wenn es wehtut. Ihr eigenes Vergnügen stellt sie häufig zurück und betont mir gegenüber, dass es ihr vor allem darum geht, John nah zu sein.

Insgesamt ist Lara extrem heterozentriert, also mit ihrer Aufmerksamkeit fast völlig bei John, während sie ihr eigenes Erleben stark vernachlässigt. Dadurch verliert sie den Kontakt zu ihrem Geschlecht (vergleiche dazu Kapitel 7 »Sie verliert beim Sex die Lust – und er die Erektion«). Es stellt sich heraus, dass sie selten zum Orgasmus kommt und ihn häufig vorspielt, damit John sich gut fühlt.

Ich rate ihr dringend dazu, ihr eigenes Erleben mehr ins Zentrum ihrer Aufmerksamkeit zu stellen (vergleiche dazu Baustein Nummer fünf: Gesunder Egoismus). Wenn sie ihre eigenen Bedürfnisse nicht ernst nimmt, kann das die Folge haben, dass ihr Geschlecht immer weiter zumacht und ihr so signalisiert: So geht es nicht weiter! Wenn sie am Wochenende bei John ankommt, sollte sie sich also zunächst fragen: Möchte ich wirklich sofort Sex? Oder will ich erst mal in Ruhe ankommen? Sobald sie beim Sex Schmerzen bekommt, ist es wichtig, dass sie zunächst abbricht und das, was sie und John tun, verändert, bis es nicht mehr wehtut.

Allerdings hat sie keine Idee, was es besser machen würde. Um das herauszufinden, gebe ich ihr die Aufgabe mit, unter der Woche allein ihren Körper und ihr Geschlecht zu erforschen – bei der Selbstbefriedigung, aber auch im Alltag bei der Körperpflege, beim Duschen und Eincremen (wie in den Bausteinen eins und zwei vorgeschlagen). Dabei kann sie den Fokus ausschließlich auf sich selbst legen: Welche Regionen meines Körpers möchte *ich* noch erforschen? Was könnte *mir* gefallen und *mir* Genuss und sexuelle Erregung verschaffen? Wenn sie sich selbst erregt, reibt sie meistens rund um den Klitoriskopf und spannt sich stark an. Es ist wichtig, dass sie übt, sich zunehmend mit weniger Anspannung zu erregen. Stattdessen kann sie sich neue erogene Zonen erschließen und Bewegung wie die Beckenschaukel (Baustein Nummer vier) einsetzen, um ihre sexuelle Erregung zu verteilen und dann zu kanalisieren. Ich gebe ihr außerdem den Rat, besonderen Fokus auf die Entspannung ihres Beckenbodens zu legen, da das die mechanische Belastung beim Sex verringert.

## So ging es weiter:

Nach unserem Gespräch geht Lara erst einmal zu ihrem Gynäkologen. Bisher hatte sie sich immer frei verkäufliche Medikamente gegen ihre Beschwerden in der Apotheke besorgt. Der Arzt stellt eine Entzündung und erhebliche vaginale Bakterienbelastung fest, verschreibt Antibiotika und verbietet ihr Sex für die nächsten zwei Wochen. Lara muss also notgedrungen das tun, was sie lieber nicht wollte: mit John sprechen. Der reagiert prompt mit Unverständnis und mutmaßt, dass sie nicht mit ihm schlafen will, weil sie unter der Woche wohl jemanden kennengelernt habe. Bei dieser Unterstellung wird Lara zum ersten Mal im Laufe der Beziehung richtig wütend: »Wenn ich dir sage, ich darf keinen Sex haben, dann stimmt das. Ich lüge dich nicht an!« Dann holt sie die Antibiotikapackung aus ihrer Handtasche, knallt sie ihm vor die Füße und rennt aus der Wohnung. Sie ruft eine Freundin an, mit der sie sich spontan trifft. Etwas, was sie schon sehr lange nicht mehr gemacht hat, weil sie die gesamten Wochenenden mit John verbracht hat. Die Freundin bestärkt sie darin, unbedingt mehr an sich zu denken. Als Lara zurückkehrt, ist John etwas kleinlaut und entschuldigt sich. An diesem Wochenende machen sie zum ersten Mal seit Langem mal wieder einen Ausflug und Lara merkt, wie sehr ihr das gefehlt hat.

In den kommenden Monaten wird sie selbstbewusster und traut sich, mehr und mehr Raum in der Beziehung einzunehmen. Bisher ist sie eigentlich immer diejenige gewesen, die am Wochenende gereist ist, jetzt verlangt sie von John, dass auch er sich mal in den Zug setzt. Deswegen, und auch weil die Probezeit in ihrem Job inzwischen vorbei ist, hat sie insgesamt weniger Stress und mehr Zeit, sich auf das Zusammentreffen mit John vorzubereiten. Sie hat außerdem eine zertifizierte Physiotherapeutin für den Beckenboden konsultiert, die ihr einige effektive Übungen gezeigt hat, um den Beckenboden zu entspannen, darunter der Hexenbesen (Baustein Nummer vier). Sehr bald hat Lara beim Sex keine Schmerzen mehr, allerdings häufen sich die Konflikte in der Beziehung, weil sie nicht mehr so angepasst ist wie zuvor. John zeigt sich zum Beispiel irritiert und teilweise aggressiv, weil sie sich nun im Bett anders verhält – eine Folge davon, dass sie übt, sich selbst auf andere Weise zu erregen. John fühlt sich und seine Art, mit Lara zu schlafen, infrage gestellt. Außerdem kommt sie nicht mehr so schnell oder gar nicht zum (vormals vorgespielten) Orgasmus. Doch das nimmt sie in Kauf, denn sie hat eingesehen, dass die Partnerschaft langfristig nur eine Chance hat, wenn sie sich selbst für wichtig nimmt. Natürlich müssen für eine erfolgreiche Partnerschaft aber beide Seiten bereit sein, an sich zu arbeiten.

## Mögliche Gründe für Schmerzen beim Sex

Wenn Frauen Schmerzen haben beim Eindringen eines Penis oder Finger in die Vagina, können viele verschiedene Gründe dahinterstecken.

### Zu geringe »Aufwärmzeit«

Einer der häufigsten Gründe ist, dass sie noch nicht richtig feucht und weit ist. Das kann, wie schon mehrfach dargelegt, von einigen Minuten bis gut und gerne zwanzig Minuten dauern. Aber auch nur dann, wenn eine Frau durch die aktuelle Sexualpraktik wirklich erregt wird. Ist das nicht der Fall, wird sie auch nach zwanzig Minuten nicht wie von Zauberhand feucht. Die Vagina benötigt diese Aufwärmzeit außerdem, um zu ballonieren, also um sich auszuweiten, damit etwas in ihr Platz finden kann. Das beste Hilfsmittel hier ist Geduld – und das Herausfinden und Umsetzen dessen, was einen persönlich sexuell erregt.

### Zu starke Anspannung

Wenn eine Frau es gewöhnt ist, ihre Erregung immer mit hoher Spannung zu steigern, kann das Gewebe der Vagina trotz genügend Feuchtigkeit reiben und reißen. Hier ist es wichtig, Bewegung in den Sex einzubringen und zu lernen, sich nicht nur per Anspannung zu erregen. Dazu gibt dir dieses Buch viele Impulse.*

### Zu wenig Gleitmittel

Ich bin ein großer Fan von Gleitmittel. Es kann viel dazu beitragen, dass Sex mehr Spaß macht. Gleitmittel verhindert Reiben und Reißen – denn gerade, wenn man viel und auch mal heftigen Sex hat, kann die natürliche Feuchtigkeit der Vagina damit oft nicht Schritt halten, selbst wenn die Erregung groß ist. Wenn Öle – wie antibakterielles und gegen Pilze wirkendes Kokosöl – als Gleitmittel benutzt werden, darf aber nicht gleichzeitig mit Kondomen oder Diaphragmen verhütet werden, da diese durch das Öl durchlässig werden. Auch manche Sexspielzeuge können durch Öl kaputtgehen. In diesen Fällen ist ein Gleitmittel aus dem Drogeriemarkt oder der Apotheke besser.

### Infektionen

Das Mikrobiom in der Vagina kommt schnell aus dem Gleichgewicht. Das kann damit zu tun haben, dass das basische Sperma das saure Milieu der Vagina stört, außerdem können sich übertriebene Hygiene und Duftstoffe hier negativ auswirken. Auch mechanische Belastung durch Reibung kann dazu führen, dass die Vagina mit der Befeuchtung nicht hinterherkommt. Erhöhte Anspannung verstärkt dies noch. So können schädliche Mikroorganismen wie Pilze oder Bakterien überhandnehmen. Das geht oft mit Jucken, Brennen, Schmerzen und ungewöhnlichem Ausfluss einher. Stellst du solche Symptome bei dir fest, solltest du sie unbedingt ärztlich untersuchen lassen. Meistens ist leicht Abhilfe zu schaffen.

* Möchtest du gezielt lernen, einen Orgasmus zu bekommen, wenn deine Vagina stimuliert wird, lege ich dir auch mein Buch *Coming Soon* ans Herz.

**Empfindliche Haut**

Bei bestimmten Erkrankungen, Hormonstörungen und in Lebensphasen wie den Wechseljahren und nach der Menopause kann die Haut im Intimbereich dünner werden und leichter reißen. Wenn du diese Tendenz bei dir feststellst, solltest du das gynäkologisch abklären lassen. Oft helfen bestimmte Medikamente und Cremes. Auch Gleitmittel – siehe oben – kann helfen, damit die Haut beim Sex nicht zu sehr strapaziert wird. Außerdem hilft eine gute Durchblutung durch Bewegung – wie in Baustein Nummer drei und vier beschrieben.

**Vaginismus**

Früher wurde der Vaginismus »Scheidenkrampf« genannt. Dabei spannen sich die Beckenbodenmuskeln unwillkürlich stark an. Das ist zunächst einmal ein Selbstschutzmechanismus des Körpers: Die Vagina hat dabei einen Grund, um zuzumachen – in der Regel ist es Angst: Angst vor Schmerzen, Angst vor Schwangerschaft, Angst vor dem Unvertrauten. Hier ist es ein sehr wichtiger erster Schritt zu verstehen, dass die Vagina ihre Besitzerin schützen will. Es geht also nicht darum, die Vagina »benutzbar« zu machen. Das hat man früher – und manchmal leider noch heute – versucht, indem die Frau immer größere Stäbe einführen sollte. Stattdessen geht es darum, das Vertrauen der Vagina zu gewinnen, spüren und genießen zu lernen, bis sie von der passiven Erdulderin zur aktiven Aufnehmerin wird. Das ist oft ein langer Prozess, aber es ist möglich. Falls du von Vaginismus betroffen bist, solltest du therapeutische Hilfe suchen.*

* Auf lilli.ch findest du noch mehr Informationen zum Thema Schmerzen beim Sex: www.lilli.ch/schmerzen_geschlechtsregion_frau_weitere_krankheiten
www.lilli.ch/pilzinfektion_candidasis_candida
www.lilli.ch/blasenentzuendung_harnwegsinfekt

# 11 Ich finde nur »Blödmänner« sexuell anziehend und möchte das ändern

## Praxisbeispiel: *Monica*

Monica steckt in einer Zwickmühle: Seit Langem hat sie eine heimliche On-and-Off-Affäre mit einem Mann, der sie schlecht behandelt. Er meldet sich oft wochenlang nicht. Wenn es ihr nicht gut geht, ist er nie da. Parallel zu ihrer Affäre hat er immer wieder feste und offizielle Beziehungen zu anderen Frauen. Außerdem hat er weitere Liebschaften nebenher – er will sich aber nie wirklich auf sie einlassen. Sämtliche Freundinnen reden seit Jahren auf Monica ein, sie solle doch »dieses Arschloch endlich in den Wind schießen«, was sie sich auch immer wieder fest vorgenommen hat, weil sie leidet »wie ein Hund«. Das Problem ist: Monica findet den Sex mit ihm sensationell. Nun hat der »Arschloch«-Mann gerade geheiratet. Für Monica eine emotionale Katastrophe. Sie will endlich einen Schlussstrich unter die ebenso leid- wie lustvolle Geschichte ziehen, denn sie geht auf Mitte dreißig zu und möchte bald eine Familie gründen. Einen aktuellen Kandidaten hat sie bereits: Nick. Sie hat ihn über Online-Dating kennengelernt. Die beiden verstehen sich sehr gut und haben ähnliche Interessen. Nick sieht gut aus und hat ernsthaftes Interesse an Monica. Aber es geht Monica wie immer mit Männern, die sich näher für sie interessieren: »Er ist einfach zu nett!« Nett bedeutet für sie: Sie fühlt sich von ihm sexuell nicht angezogen. »Aber ich würde ihn so gern sexy finden«, sagt sie. »Ich glaube, wir wären ein Spitzenteam.«

## Das passiert hier:

Es gibt viele Frauen, denen es geht wie Monica: Gerade, wenn sie den Partner oder die Partnerin nicht sicher haben und respektlos behandelt werden, werden sie davon enorm sexuell erregt. Die Gründe für diese Vorliebe sind vielschichtig. Oft liegen sie schlicht am antrainierten Erregungsmodus: Wenn jemand es gewohnt ist, sich mit hoher Spannung zu erregen, folgen daraus häufig dazu passende Fantasien (siehe Baustein vier) und entsprechende Typvorlieben, was den Sexualpartner betrifft. Das bedeutet im Umkehrschluss allerdings nicht, dass alle, die sich so erregen, auf Blödmänner stehen müssen.

Weitere Ursachen können in der Kindheit liegen: Wer gelernt hat, dass Menschen nicht gut und wertschätzend miteinander umgehen, speichert das als normal ab.* Diese Erkenntnis kann sich später sehr subtil auswirken. Das ist auch bei Monica der Fall, weshalb sie parallel zur Sexualtherapie bei mir auch in Psychotherapie bei einer Kollegin ist.** Doch

* Wenn dich der theoretische Hintergrund dazu interessiert, empfehle ich dir David Schnarchs Buch *Brain Talk: Wie wir das Gehirn nutzen, um uns selbst und andere besser zu verstehen* (Kösel)

** Ich biete mit Kolleginnen und Kollegen auch Tandemtherapien an – so hat man explizit Zeit, sich auch auf die Sexualität zu konzentrieren, was in herkömmlichen Psychotherapien oft untergeht oder hintangestellt wird. Dabei übernehme ich als Sexologin und Psychotherapeutin entweder die Sexualtherapie oder die Psychotherapie. Mehr Informationen findest du auf meiner Homepage: daniaschiftan.ch.

Monica hat das Gefühl, dass sie keine Zeit hat, erst abzuwarten, bis sie ihre psychischen Abgründe vollständig analysiert hat. Sie will *jetzt* wissen, wie sie sich netten Männern wie Nick konstruktiv nähern und ihr Interesse an ihnen so lange aufrechterhalten kann, dass eine Beziehung eine Chance hat.

Dass Frauen wie Monica sich nicht von Blödmännern lösen können, hat vor allem damit zu tun, dass sie von ihnen natürlich nicht nur Herzeleid bekommen. Die aus der Aufregung über das Verhalten des anderen entstehende sexuelle Erregung ist nämlich eine sehr gute Voraussetzung für tollen Sex. Hinzu kommt, dass Menschen, die wie Monicas Langzeit-Affäre immer viele Sexualpartnerinnen und -partner haben, oft das sind, was man als »erfahrene Liebhaber« bezeichnet: Sie wissen intuitiv, wie sie ihr Gegenüber stark sexuell erregen können.

Die »Netten« kommen hingegen oft erst gar nicht so weit, Sex mit den betreffenden Frauen zu haben. Oft werden sie durch eine überkritische Brille betrachtet – übrigens die gleiche kritische Brille, die die Frauen auch beim Blick auf sich selbst auf der Nase haben. Auch Monica ging es bisher so: Beim Date kaut das Gegenüber komisch, macht seltsame Geräusche, die Klamotten sind bei näherem Augenschein »irgendwie strange«, der Daumennagel nicht ordentlich gefeilt. Ich erkläre Monica, dass sie sich bei solchen Treffen wahrscheinlich innerlich anspannt, weil sie bereits im Vorfeld Negatives erwartet. Das führt in diesem Fall aber nicht zu sexueller Erregung, sondern dazu, dass sie noch mehr negative Dinge wahrnimmt – die Negativity Bias schlägt zu. Wenn du dir die Leitergrafik in »Baustein Nummer drei: Bewegung« noch einmal anschaust, befindet sich Monica dabei immer auf der zweituntersten Sprosse.

Ich rate ihr, bei den ersten Dates mit Nick möglichst den Klassiker essen gehen zu vermeiden, weil sie ihm dabei eher passiv gegenübersitzt. Stattdessen sollen die beiden möglichst etwas unternehmen, was mit Bewegung verbunden ist: Spazieren gehen, Wandern, eine Radtour machen, Tanzen, Stand-up-Paddling oder etwas ähnliches. Dadurch stimuliert Monica ihren Vagusnerv und klettert auf der Stufengrafik direkt eine Sprosse höher. So kann sie Nick – oder auch jedes andere zukünftige Date – viel positiver wahrnehmen und die gemeinsamen Erinnerungen formen ihre Brille auf Nick auch in der Zukunft mit. Besonders gut funktionieren Erlebnisse, die nicht nur Bewegung, sondern dabei auch ein bisschen positiven Nervenkitzel beinhalten, zum Beispiel das gemeinsame Klettern in einem Hochseilgarten oder auch der Besuch eines Freizeitparks, wo sie möglichst nervenkitzelnde Fahrgeschäfte besuchen. Die positive Aufregung dabei kann sich auf das Gegenüber übertragen und leichter zu sexueller Aufregung werden.

Natürlich ist es nicht möglich, nonstop Sport zu machen oder im Wald herumzuspazieren. Eines Tages werden sich die beiden trotzdem bei Kerzenschein und einer Pizza gegenübersitzen. Damit hier nicht wieder Monicas innerer Überkritiker zuschlägt, übe ich mit ihr die Bauchatmung (schau dir dazu gerne die Anleitung in Baustein Nummer vier an). Ihre innere Anspannung führt dazu, dass sie flach in die Brust atmet. Auch dadurch befindet sie sich auf unserer Sprossenleiter zu weit unten und programmiert sich auf die Wahrnehmung negativer Dinge. Atmet sie aber bewusst tief in den Bauch, klettert sie damit aktiv eine Stufe höher und hat die Chance, Nicks positive Seiten wahrzunehmen. Sollte sie doch einmal in ihre alte überkritische Gewohnheit hineinrutschen, rate ich ihr, zur Toilette zu gehen und sich dort zu bewegen: ein bisschen wie ein Boxer auf der Stelle trippeln, ein paar Hampelmänner oder einige Liegestütze am Waschbecken können helfen, die Spannung aufzulösen und wieder in eine positivere Wahrnehmung zu kommen. All das funktioniert natürlich nicht nur beim Rendezvous, sondern auch in allen anderen Zusammenhängen, zum Beispiel im Job.

Beim Sex war Monica mit ihrem Blödmann immer so gekickt, dass es überhaupt kein Problem war, auf Touren zu kommen – schließlich war jedes Mal Sex auch ein Jagderfolg für sie, der enorme sexuelle Erregung auslöste und dazu führte, dass sie das wieder erleben wollte. Da ein netter Mann nicht in dieser Weise eingefangen werden muss und darum aus dem Außen kein derartiger Kick kommt, kann sie auf Schwierigkeiten mit ihrer sexuellen Erregung stoßen. Es ist darum sehr wichtig, dass sie lernt, wie sie ihre sexuelle Erregung aus ihrem Körper herausgenerieren und steigern kann – unter Einsatz von Bewegung. Das heißt, auch sie muss ihren Körper neu kennenlernen und sich bewusst neue erogene Bereiche erschließen (Bausteine eins und zwei) und dann ebenso bewusst Bewegung in den Sex einbauen – erst in die Selbstbefriedigung, dann in den gemeinsamen Sex (Bausteine drei und vier). Da es ihr sehr wichtig ist, beim Geschlechtsverkehr einen Orgasmus erreichen zu können, empfehle ich ihr, sich auf das Erschließen neuer vaginaler Erregungszonen zu konzentrieren und die Beckenschaukel täglich zu üben. Außerdem soll sie sowohl bei der Selbstbefriedigung als auch beim gemeinsamen Sex mit der Beckenschaukel in verschiedenen Stellungen experimentieren und schauen, welche ihr am meisten Erregung verschafft. Zusätzlich gebe ich ihr mein Buch *Coming Soon* mit, in dem es speziell darum geht, einen Orgasmus durch Stimulation der Vagina erreichen zu können.

Ganz ähnlich wie bei Lara im vorigen Kapitel ist es auch hier sehr wichtig, dass Monica die Aufmerksamkeit von ihrem Gegenüber abzieht, also nicht heterozentriert ist. Stattdessen soll sie sich auf sich selbst konzentrieren und darauf, was sie gerade möchte und was ihr sexuelles Vergnügen bereitet (siehe Baustein fünf). So hält sie die Verbindung zu ihrem Geschlecht aufrecht und das, was der (oder die) andere tut, kann sie nicht so sehr ablenken und irritieren.

## So ging es weiter:

Mit Online-Date Nick wurde es nichts – das lag daran, dass er sich inzwischen anderweitig verliebt hatte. Monica ist sehr enttäuscht, nutzt aber die Zeit für sich, unter anderem zum Üben der Beckenschaukel und zum Erkunden ihres Körpers. Als sie bei einem Abitreffen einen guten Freund von früher trifft, der gerade seine Scheidung hinter sich hat und ihr damals »zu nett« gewesen war, wagt sie ein weiteres Treffen. Sie übt sich selbst in Geduld und hält nun auch etwas mehr Ruhe besser aus. Dennoch befindet sie sich auch weiterhin in einem täglichen Kampf mit sich selbst und ihren bekannten Mustern. Sie übt sich darin, sich noch stärker zu beruhigen und nicht bei der nächsten Gelegenheit wieder einem spannenden Vollidioten auf den Leim zu gehen. Ihre Muster erkennt sie ganz klar, doch es braucht viel Mühe und einen starken Willen, um ihnen nicht erneut nachzugeben.

# 12 Sie hat keine Lust mehr

## Praxisbeispiel: *Bea*

Bea und ihr Mann Florian sind vor fünf Jahren Eltern geworden. Das zweite Kind kam zwei Jahre später. Bea ist seitdem Hausfrau und Mutter, ihre vormals vielversprechende Karriere als Biologin liegt auf Eis. Sie hat das Gefühl, dass sie sich kümmert, weil es sonst keiner tut. Die Muffins fürs Kindergartenfest, das Geburtstagsgeschenk für die Schwiegermutter, das Kümmern um ihre Eltern, die Gartenarbeit und natürlich der Haushalt bleiben alle an ihr hängen. Ihre Leistung wird in ihren Augen von Florian für selbstverständlich angesehen und nicht gewürdigt. Doch sie will Florian nicht schlechtmachen: »Er ist ein guter Vater und verbringt gern Zeit mit den Kindern.« Außerdem ist er kooperativ und erledigt meist, was Bea von ihm verlangt. Was sie stört, ist, dass er sie nicht aus eigener Initiative entlastet. »Er denkt einfach nicht mit«, klagt sie. Beas Körper hat sich verändert, und seit das zweite Kind auf der Welt ist, wird sie ihre Babykilos nicht mehr los. Florian sagt zwar, er liebe »jedes Pfund« an ihr, aber das glaubt sie ihm nicht, sie findet sich »viel zu dick und einfach nicht so wie früher«. Zum Sex hat Bea, wenn sie ehrlich ist, gar keine Lust mehr, das Ganze ist in ihrer Wahrnehmung nur noch eine zusätzliche Pflicht, die sie erfüllen muss. Früher hat ihr der Sex Spaß gemacht, aber das ist lange her. Florian hat bis vor einiger Zeit regelmäßig gezeigt, dass er sie begehrt, aber seit sie einmal deutlich gesagt hat, dass sie sich unter Druck gesetzt fühle, und wütend wurde, hat er sich mehr und mehr zurückgezogen. Sie hat ihm nach vielen inneren Kämpfen auch schon vorgeschlagen, er solle sich eine Geliebte suchen, aber nicht davon erzählen. »Aber eigentlich möchte ich das nicht wirklich«, verrät sie mir, »ich war in dem Moment nur so wahnsinnig überfordert.« Den Weg zu mir hat sie gefunden, weil sie auf keinen Fall will, dass ihre Ehe kaputtgeht. In den längeren Beziehungen, die sie früher hatte, ging auch nach und nach das sexuelle Interesse verloren und das mündete dann irgendwann in einer Trennung. »Sex ist doch wichtig!«, sagt sie ratlos, und ich höre das unausgesprochene »Nur mir gerade nicht« hinterherklingen.

## Das passiert hier:

Beas Hauptproblem ist ein Zuviel an Aufgaben und Verpflichtungen, in die sie hineingerutscht ist und die sie sich nicht alle freiwillig ausgesucht hat. Ihre sexuelle Lustlosigkeit ist nur ein Symptom ihres enormen Mental Load, also der gefühlten Verantwortung, ständig an alles denken und alles auf den Weg bringen zu müssen. Bea wollte Kinder bekommen und hat sich vieles so gewünscht, wie es dann eingetreten ist, aber sie war nicht darauf vorbereitet, dass »alles so wahnsinnig anstrengend« ist. Außerdem hatte sie nicht vor, so lange im Beruf zu pausieren. Eigentlich sollte Florian viel länger Elternzeit nehmen, aber sein Arbeitgeber hat sich quergestellt. Die Dinge sind passiert und Bea hat sich angepasst. Darum hat sie das unbefriedigende Gefühl, ihr Leben nicht selbst zu bestimmen, sondern »gelebt zu werden«.

Dabei ist nicht der Stress an sich das Problem, denn es gibt auch Frauen, die trotz vieler Verpflichtungen viel Lust auf Sex verspüren. Das ist möglich, wenn sie ihr Geschlecht unabhängig von äußeren Einflussfaktoren kennenlernen und dadurch ihre sexuelle Erregbarkeit ausbauen.

Der Baustein, der bei Bea wackelt, nicht nur im Bezug auf den Sex, ist vor allem der gesunde Egoismus (Baustein Nummer fünf). Sie muss irgendwo anfangen, sich so weit aus den Automatismen des Familiengefüges herauszunehmen, dass sie sich selbst wieder spüren und feststellen kann, was sie möchte. Und dann muss sie begreifen, dass sie immer die Möglichkeit hat, etwas zu verändern. Im Grunde ist es egal, wo sie damit anfängt. Ob sie wieder beginnt zu arbeiten, ihrer Familie mehr Eigeninitiative abverlangt, sich neue Freiräume schafft oder sich eben den Sex zurückerobert. Erfahrungsgemäß ist es oft so, dass auch andere Bereiche sich verändern, wenn es erst einmal gelingt, *eine* Sache anzugehen und da auch dranzubleiben – und wenn es erst mal nur einige Minuten am Tag sind, um neue Gewohnheiten zu etablieren. Auch wenn es vielen vielleicht absurd erscheint: Die Sexualität ist ein idealer Bereich, mit dem Bea einen solchen positiven Veränderungsprozess beginnen kann, denn sie kann in ganz kleinen Schritten täglich etwas verändern, neue Mikrogewohnheiten etablieren und sich selbst, ihr Erleben und ihr Vergnügen in den Mittelpunkt stellen. So bestätigt sie sich selbst: Sie ist es wert, sich gut zu fühlen und wichtig zu nehmen.

Ich empfehle ihr, mit den Bausteinen eins und zwei – Neugier auf ihr Geschlecht und Wertschätzung ihres Körpers – anzufangen und ihren Körper mit den dort beschriebenen Übungen neu zu entdecken und wieder liebevoller zu betrachten. Von dort aus kann sie dann langsam zu Baustein vier übergehen und sich ihrem Beckenboden und der Beckenschaukel widmen. Der Beckenboden hat durch ihre zwei Schwangerschaften ohnehin sehr gelitten, sie hat nach dem zweiten Kind nie richtig Rückbildungsgymnastik gemacht. Ich sage ihr, dass sie bei alldem erst einmal nicht die Wiederaufnahme von Sex mit Florian vor Augen haben sollte, sondern vor allem ihr eigenes Vergnügen. Sie soll wieder lernen, sich selbst eine Freude zu machen und verstehen, dass sie das wert ist.

## So ging es weiter:

Bea ist zu einem gewissen Grad erleichtert, dass sie nicht sofort alles in ihrem Leben ändern soll – und ist darum motiviert, an einem Punkt anzufangen. Direkt nach unserem Termin beginnt sie, sich um ihre eigene Körperlichkeit zu kümmern. Sie fährt in die Stadt, um sich neue Kleider zu kaufen, in denen sie sich auch mit ihren neuen Formen wirklich schön findet. Bisher hatte sie immer insgeheim darauf gehofft, irgendwann wieder in ihre Vor-Schwangerschafts-Klamotten zu passen. Erst durch unser Gespräch wurde ihr bewusst, dass sie ihre aktuelle Kleidung immer als Kompromiss gesehen hat. Beim Kauf hat sie darum vor allem immer auf den möglichst günstigen Preis geachtet – weil »bald« ja wieder die »richtigen« Sachen passen sollten, nach der Diät, die sie dann nie wirklich machte. Überhaupt war sie in einem Wenn-dann-Denken verfangen: »Wenn erst die Kinder etwas größer sind, dann fang ich wieder mit Sport an«, »Wenn ich nicht immer so einen Stress hätte, dann könnte ich mehr entspannen«. Unter dieses gedankliche Verschieben in die Zukunft zieht sie nun bewusst einen Schlussstrich. Nach und nach erobert sie ihren Körper zurück und erotisiert ihn. Dass sie beginnt, sich wieder mit sich selbst zu beschäftigen, führt auch dazu, dass sie mehr Dinge allein oder mit Freundinnen unternehmen will. Florian passt häufiger auf die Kinder auf und nimmt sich dafür auch mal frei: Das erste Mal, seit sie Mutter geworden ist, fährt Bea ein paar Tage mit einer Freundin in die Berge. Durch die Übungen, die sie täglich macht (wir haben pro Woche einen kurzen Telefontermin vereinbart, damit sie mir ihre Fortschritte berichten kann und auch wirklich dranbleibt), wird sie immer neugieriger auf Sex. Sie beginnt, auf Florian zuzugehen und verführt ihn schließlich. Dabei ist sie aktiver und gibt ihm mehr Anleitung als zuvor. Bei unserem jüngsten Telefonat haben sie nach über anderthalb Jahren ohne gemeinsamen Sex bereits zweimal miteinander geschlafen.

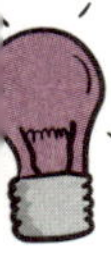

### Keine Lust und die Pille

Wenn Frauen plötzlich Lustlosigkeit verspüren, kann das auch daran liegen, dass sie kürzlich die Pille abgesetzt haben – oder begonnen haben, sie zu nehmen. Denn die Pille kann die Libido und sexuelle Erregbarkeit verändern.

Unsere Nase mischt kräftig mit bei der Wahl eines Sexualpartners, indem sie uns zu denjenigen führt, deren genetische Ausstattung gesundheitlich robuste Nachkommen verspricht. Besonders sexy wirken demnach Personen, deren Major Histocompatibility Complex (MHC) – eine Gruppe von Genen in der DNA, die für die Immunabwehr zuständig ist – sehr gegensätzlich zum eigenen ist, denn potenzielle Kinder wären mit möglichst breiter genetischer Ausstattung besonders gut vor Krankheiten geschützt.

Sobald eine Frau aber die Pille nimmt, wird dem Körper eine Schwangerschaft vorgetäuscht, und sie wird auf Nestbau gepolt. Jetzt wirken Menschen mit ähnlicher genetischer Ausstattung besonders sympathisch, im Normalfall ist das die eigene Familie.

Frauen, die ihren Partner kennengelernt haben, während sie bereits die Pille nahmen, können darum die Lust auf ihn ausgerechnet dann verlieren, wenn sie das Verhütungsmittel absetzen, um schwanger zu werden. Und Frauen, die nach Abschluss der Familienplanung auf Nummer sicher gehen wollen, nicht wieder schwanger zu werden, und darum beginnen, die Pille zu nehmen, können ebenso von Lustlosigkeit befallen werden.

Diese Tatsache solltest du also im Hinterkopf haben, wenn du hormonell verhütest, verhütet hast oder planst, auf diese Weise zu verhüten.

# 13 Sie hat während und nach der Schwangerschaft kaum noch Lust auf Sex

## Praxisbeispiel: *Charlotte*

Charlotte hatte immer gern und viel Sex mit ihrem Freund Mathi. In der Phase, in der sie versucht, schwanger zu werden, ist ihre Lust sogar noch stärker. Das ändert sich mit der Schwangerschaft.* Zunächst ist sie ständig müde und ihr ist so übel, dass an Sex kaum zu denken ist. Anschließend irritiert sie ihr stark verändertes Körpergefühl. Die Brüste, die für sie immer sehr wichtig waren, um sexuelle Erregung zu entwickeln, schmerzen vor allem an den Brustwarzen und Charlotte kann teilweise keine Berührung ertragen. Mit der Geburt wird es nicht besser: Sie erleidet einen schweren Dammriss, und seit sie stillt, sind ihre Brüste für ihre Tochter reserviert. Der Gedanke, sie für ihr sexuelles Vergnügen einzusetzen, erscheint ihr absurd. Wenn sie sich vorstellt, dass Mathi an ihren Brustwarzen ziehen oder lecken würde, wie er es früher oft getan hat, wird sie bereits in Gedanken »richtig aggressiv«. Der Dammriss heilt allerdings gut. Sie fragt sich

* Auch das Gegenteil ist möglich, einige Frauen haben mit der Schwangerschaft auch plötzlich mehr Lust als zuvor und sind zum Teil stärker erregbar.

oft, ob sie nicht »mal wieder wollen sollte«, aber sie hat nur sehr selten Lust – und wenn manchmal kurz ein Funke aufflackert, ist sie nicht sicher, ob er hält, darum geht sie ihm nicht nach. Sie möchte aber auf keinen Fall, dass es dauerhaft keinen Sex mehr in der Partnerschaft gibt, nicht nur wegen Mathi, sondern weil sie sich selbst keine sexlose Beziehung vorstellen kann, wie eine Freundin von ihr sie führt: »Da ging es nach dem Kind bergab – und nie wieder bergauf.« Aber irgendwie hat sie auch Angst vor dem Sex. Sie ist sich nicht sicher, ob sie nach der langen Pause »kann« und wie sie »die Sache mit den Brüsten« lösen soll. Zudem hat sie Sorge, dass es »wehtut oder nicht ist wie vorher«, denn auch ihr Klitoriskopf fühlt sich anders an. Mathi drängt sie nicht, aber wenn sie ehrlich ist, weicht sie ihm auch schnell aus, wenn er sie umarmt oder küsst. Nicht, weil ihr die Berührung unangenehm wäre, aber sie will nicht in eine Situation kommen, in der sie ihn enttäuschen muss, »weil das Baby weint oder so«.

## Das passiert hier:

Charlotte geht es wie vielen Babymüttern: Sie sind emotional durch ihr Kind gesättigt, ihr Bedürfnis nach Nähe ist durch das Schmusen mit dem Kind, durch das Stillen und Herumtragen befriedigt. Auch das körperliche Bedürfnis nach Sex ist bei vielen Müttern durch die spezielle Hormonlage und Geburtsverletzungen sowie die neue Besetzung der Brüste als Nahrungsquelle fürs Baby beeinträchtigt. Überhaupt fühlt sich der gesamte Körper anders an und sieht auch anders aus: Die Brüste sind prall, der Bauch ist oft schlaff, es gibt Dehnungsstreifen und Polster an Stellen, wo vorher keine waren.

Anders und doch aus gewisser Perspektive ganz ähnlich

kann es übrigens Frauen gehen, die in den Wechseljahren sind oder sie schon hinter sich haben. Zwar haben sie meistens kein Baby, das sie emotional sättigt, aber auch ihre Hormonlage ist stark verändert, der Körper sieht oft anders aus und fühlt sich anders an.

Auch Väter können nach der Geburt eines Kindes Lustlosigkeit oder Berührungsängste verspüren. Manchmal verunsichern sie die Bilder von der Geburt, wenn sie dabei waren. Oft sind sie auch ebenfalls einfach erschöpft vom Leben mit einem kleinen Säugling.

Viele Menschen nehmen einen lustlosen Zustand hin: Ich habe eben jetzt mal keine Lust und gerade Wichtigeres zu tun. Sie erwarten auch, dass die Lust von selbst (wieder) kommt, was, wie wir ja schon gesehen haben, nicht garantiert ist. Das ist in Ordnung, denn Sexualität ist nie ein Muss. Dass der Partner oder die Partnerin zu kurz kommen, ist kein valides Argument, denn auch er oder sie ist für die eigene Befriedigung im Sinne des gesunden Egoismus (Baustein Nummer fünf) selbst verantwortlich und hat kein Anrecht darauf, dass eine andere Person sich darum kümmert.

Charlotte möchte Sex aber nicht kategorisch ablehnen: Auch wenn sie derzeit kaum ein Bedürfnis danach verspürt, weiß sie, dass ihr der gemeinsame Sex in der Partnerschaft dauerhaft wichtig ist. Sie hat also eine Motivation, ihn wieder in ihr Leben zu holen, auch wenn die sich erst einmal nicht aus einem inneren Bedürfnis heraus speist. Diese Motivation ist der erste und wichtigste Schritt. Ohne sie wird sich nichts verändern.

Die gute Nachricht, die ich Charlotte und allen anderen Frauen in einer ähnlichen Situation mitgebe, ist: Es ist absolut möglich, sich eine schöne und befriedigende Sexualität zurückzuerobern, auch in oder nach einer einschneidenden körperlichen Veränderung, die sich durch die Körper-Geist-

Verbindung immer auch auf die Psyche auswirkt. Dabei lassen sich auch individuelle Lösungen für bestimmte Herausforderungen finden, wie etwa die Besetzung der Brüste durch das Baby. Genauso kann auch eine Frau, die vielleicht sogar schon in der Schwangerschaft zum Beispiel mit schmerzenden Brüsten zu kämpfen hatte oder in den Wechseljahren mit einem grundsätzlich veränderten Körpergefühl, Wege für sich finden, erfüllenden Sex zu haben. Immer vorausgesetzt, sie möchte das.

Die folgenden Punkte sind in und nach allen herausfordernden Lebenslagen, die mit weniger sexueller Lust durch körperliche oder andere einschneidende Veränderungen einhergehen, eine empfehlenswerte Strategie – auch wenn ich sie hier vor allem an Charlottes Beispiel in Bezug auf ihre Schwangerschaft erläutere:

*1. Erkunden, Sensibilisieren, (wieder) Anfreunden:* Grundsätzlich rate ich allen werdenden Müttern, schon in der Schwangerschaft und möglichst bald nach der Geburt damit zu beginnen, ihr Geschlecht mit Öl zu pflegen. In der Schwangerschaft beugt ein regelmäßiges Einölen und Massieren des Damms Geburtsverletzungen vor, darauf weisen ja auch viele Hebammen hin. Wird dabei das gesamte Geschlecht einbezogen, kann das, wie in Baustein eins in den Übungen »Eincremen« und »Einspüren« beschrieben, dazu beitragen, dass die Frau ihr verändertes Geschlecht neu erforschen und sensibilisieren kann. Nach der Schwangerschaft gilt das ganz genauso. Außerdem kann regelmäßige Pflege, zum Beispiel mit Kokosöl, das keimtötende Eigenschaften hat, zur Regeneration nach Geburtsverletzungen beitragen, und es erhält die Empfindungsfähigkeit und Dehnbarkeit des Gewebes. Bei der Anwendung von Öl sollte nach der Geburt nur dann Vorsicht walten, wenn mit Kondom oder Diaphragma verhütet wird, denn diese können dadurch porös werden. Dass Stillen immer den Eisprung unterdrückt und die Stillende dadurch nicht wieder schwanger werden kann, ist übrigens ebenso ein Mythos wie der, dass Frauen in den Wechseljahren nicht schwanger werden können.

Um sich mit ihrem veränderten Körper (wieder) anzufreunden, empfehle ich Charlotte, ihn liebevoll zu pflegen und zu erkunden, wie in der Übung »Die sinnliche Minute« in Baustein Nummer zwei vorgeschlagen. Dabei kann sie auch neue Berührungen in aktuell heiklen Zonen ausprobieren, wie zum Beispiel an den Brüsten. Wenn Berührungen der Brustwarzen derzeit als unangenehm oder fürs Baby reserviert empfunden werden, sind vielleicht aber zarte Berührungen an den äußeren Bereichen des Busens angenehm? Nicht, damit Charlottes Busen Mathi wieder »zur Verfügung« steht, sondern ganz allein, damit Charlotte wieder lernt, ihren Körper als sinnlich zu erleben. Dazu gehört natürlich nicht nur der Busen, sondern auch der ganze Rest. Ein nächster Schritt wäre darum, dass sie beginnt, sich (wieder) selbst sexuell zu erregen, um herauszufinden, wie sich ihr veränderter Körper dabei verhält und was ihr jetzt Spaß macht.

Die Übung »Blickwechsel« (ebenfalls aus Baustein Nummer zwei) zum Anfreunden mit vermeintlichen Problemzonen wie einem schlaffen Bauch mit Dehnungsstreifen kann jetzt sehr hilfreich sein und eine gute Zeitinvestition, wenn das Baby schläft. Ich rate Charlotte auch, nach der Schwangerschaft nicht einfach nur »praktische« Hängerchen zu tragen, sondern auch hier bewusst Kleidung zu kaufen, in der sie sich *jetzt* schön fühlt, anstatt darauf zu warten, dass die Babypfunde weg sind und der Bauch wieder durchtrainiert ist.

2. *Sich dem Beckenboden widmen:* Nach einer Schwangerschaft (aber auch in und nach den Wechseljahren) ist der Beckenboden fast für jede Frau ein mehr oder minder großes

Thema. Rückbildungs- beziehungsweise Beckenbodengymnastik bei einer für Beckenbodentraining zertifizierten Hebamme oder einer Physiotherapeutin/einem Physiotherapeuten ist eine sehr sinnvolle Sache. Schon allein, um Inkontinenz zu beheben, mit der viele Neumütter zu tun haben, weil der Teil des Beckenbodenmuskels, der die Harnröhre und den Anus verschließt, bei der Geburt und in der Schwangerschaft oft überdehnt wurde – in und nach den Wechseljahren sorgt die hormonelle Umstellung hingegen oft für eine Erschlaffung. Auch daraus kann sich eine Hemmung ergeben, mit dem Partner oder der Partnerin zu schlafen. Gezieltes Training kann hier schnell Abhilfe schaffen und mit dazu beitragen, den eigenen Körper wieder neu kennenzulernen und bewusster zu spüren. Weißt du erst einmal, wie du den Beckenboden trainierst und bewusst mit ihm spielst, ist es ein Leichtes, die Beckenschaukel (siehe Baustein Nummer vier) zu üben – und dann am besten direkt in die Selbstbefriedigung einzubauen.

*3. Sich dem/der anderen wieder annähern:* Nicht selten verhalten sich Frauen wie Charlotte und blocken jede Form der Zärtlichkeit ab, die vom Partner oder der Partnerin kommt. Sie haben Sorge, sich in diesem Moment direkt für oder gegen Sex entscheiden zu müssen. Und das, obwohl sie noch überhaupt nicht wissen, ob sie wollen oder können. Wenn Mathi Charlotte bisher am Spülbecken von hinten umarmt und ihr einen Kuss in den Nacken gedrückt hat, hat sie sich oft aus seinen Armen gewunden und erklärt, sie müsse sich um die Wäsche kümmern oder nach dem schlafenden Baby sehen, weil sie ein Geräusch gehört habe. Die Berührung und die Nähe konnte sie so nicht genießen. Auf Dauer wird durch ein solches Verhalten die Entfernung zwischen den Partnern immer größer.

Dieser Teufelskreis lässt sich durch bewusstes Terminieren

durchbrechen. Etwa: Jeden Samstag, wenn das Baby seinen Mittagsschlaf macht, treffen wir uns mit der Option auf Sex. Das heißt weder, dass beide von vornherein Lust mitbringen müssen, noch, dass es dann auch unbedingt zu Sex kommen muss, aber er ist nicht von vornherein ausgeschlossen. An allen anderen Tagen gibt es (fürs Erste) keinen gemeinsamen Sex, der ist sogar verboten. Dagegen sind alle weiteren Formen von Zärtlichkeiten und Annäherungen ausdrücklich erlaubt. Außerdem ist es den Beteiligten natürlich freigestellt, sich anschließend selbst zu befriedigen, zum Beispiel danach unter der Dusche. Das Sexverbot auf der einen Seite und die Verabredung zum Sex auf der anderen klingen möglicherweise rigoros und vielleicht auch unromantisch, aber so wird eine Annäherung oft erst wieder ohne Vorbehalte möglich (wie auch in »Baustein Nummer acht: Nähe und Zärtlichkeit, auch ohne Sex« beschrieben). Um bei Charlottes Beispiel zu bleiben: Sie muss sich nicht am Spülbecken schon für oder gegen Sex entscheiden, sondern kann Mathis Berührungen »einfach so« genießen.

Ein festes Date hat für junge Eltern außerdem den Vorteil, dass sie sich von Anfang an daran gewöhnen, Zeit für Sex einzuplanen. Bei vielen Eltern verschwindet der gemeinsame Sex oder wird zur Rarität, weil der Alltag mit Kindern die Tendenz hat, jedes kleine Zeitfenster auszufüllen, wenn man es nicht bewusst freihält. Da dieses Szenario eines ist, in dem Charlotte auf keinen Fall landen möchte, ist die Verabredung auch aus dieser Perspektive sinnvoll. Alles wird geplant – nur beim Sex setzt man weiter auf Spontaneität. Das ergibt doch keinen Sinn!

*4. Den Sex individuell gestalten:* Beim gemeinsamen Sex ist es ratsam, zunächst einmal die Erwartungen herunterzuschrauben. Nach längerer Funkstille den Anspruch zu haben, sofort unglaubliche Erregung und einen Orgasmus zu erleben, setzt die Beteiligten nur unter Druck. Es ist auch völlig legitim, den Sex anders zu gestalten als bisher. Das kann sogar notwendig sein, weil zum Beispiel durch die Hormonlage nach der Schwangerschaft der Östrogenspiegel sehr niedrig ist und sich erst mal wieder normalisieren muss, oder unter dem Einfluss des Stillhormons Prolaktin Scheidentrockenheit auftritt. Der Einsatz von Gleitmittel ist also sehr zu empfehlen. Außerdem ist es kein Problem, bestimmte Körperbereiche auszusparen, weil die Berührung dort im Moment nicht als lustvoll oder sogar problematisch erlebt wird – in Charlottes Fall an den Brüsten. Gesunder Egoismus (Baustein Nummer fünf) sollte auch hier die Richtlinie sein. Dann können sich beide darauf verlassen, dass das Gegenüber »Stopp« sagt, wenn es nicht oder nicht mehr will – aber eben auch kommuniziert, wie es jetzt Sex haben will. Natürlich ist es auch jederzeit erlaubt, abzubrechen und »nur« noch zu kuscheln und Arm in Arm dazuliegen. Die Sache durchzuziehen, weil man sich ja zum Sex verabredet hatte, führt eher dazu, das Ganze als Pflicht zu sehen, die man abhaken muss – Lust macht das nicht (lies dazu auch gerne noch einmal das Beispiel aus Kapitel 12: Sie hat keine Lust mehr).

## So ging es weiter:

Ermutigt durch unser Gespräch erzählt Charlotte Mathi während des nächsten Babyschlummers davon. Dabei legt sie ihm zum ersten Mal offen ihre Schwierigkeiten mit der aktuellen Situation dar, bisher hat sie das Thema immer so gut es ging umschifft. Mathi ist sehr erleichtert zu hören, dass auch Charlotte den gemeinsamen Sex weiterhin wichtig findet – insgeheim hatte er schon befürchtet, dass damit nun für alle Zeiten Schluss sei. Darum ist er auch bereit, den Plan umzusetzen. Er bietet Charlotte auch an, dass er bei der Pflege ihres Intimbereichs mitmachen könne – ohne Hintergedanken an Sex. Sie ist zunächst dagegen und möchte es erst einmal für sich selbst probieren, aber nach ein paar Tagen schlägt sie vor, dass er das Einölen doch gerne ab und zu übernehmen könne. Vorher hätte sie sich das nie getraut, weil sie sich dann zu Sex verpflichtet gefühlt hätte. Es ermutigt sie zu sehen, dass Mathi eine Erektion bekommt (der er sich anschließend selbst widmet), denn sie hatte befürchtet, dass er sie und besonders ihre Vulva nach dem Dammriss nicht mehr attraktiv findet. Der »Sex nach der Uhr«, wie Mathi es nennt, klappt gleich beim ersten Mal nicht, weil das Kind nach fünf Minuten zu weinen beginnt – also verschieben die beiden ihr Rendezvous auf den nächsten Tag. Und Charlotte entdeckt, dass sie es sogar ganz reizvoll findet, nur eine begrenzte Zeit zur Verfügung zu haben. Die Absprache, dass ihre Brüste vorübergehend für Mathi tabu sind, erleichtert es ihr, aus der Mutterrolle in die der Partnerin zu switchen.

## Wechseljahre, Menopause, Hormonstörungen – und der Sex

Wenn sich der weibliche Körper verändert, geht das fast immer mit einer Veränderung der Hormone einher, was natürlich auch die Sexualität beeinflussen kann. Ich bin keine Gynäkologin oder Endokrinologin, möchte dich aber ermuntern, auch die Hilfe einer Ärztin oder eines Arztes zu suchen, wenn du in einer herausfordernden Lebenslage unter Beschwerden leidest, die möglicherweise ganz hormonell bedingt sind. Dazu können zum Beispiel auch ein starkes Prämenstruelles Syndrom (PMS) oder heftige Menstruationsbeschwerden gehören. Oft kann in solchen Fällen auch die Schulmedizin gut mit bewährten Methoden der Naturheilkunde kombiniert werden. Ein speziell für die Wechseljahre und die Zeit danach empfehlenswertes Buch ist *Cool durch die heissen Jahre: Individuell zu Wohlbefinden in den Wechseljahren* (Beobachter-Verlag). Meine Kollegin Regina Widmer, die nicht nur Sexologin, sondern auch Gynäkologin ist, hat es zusammen mit der Wissenschaftsjournalistin Ruth Jahn geschrieben. Die beiden gehen das Thema ganzheitlich und vorurteilsfrei an und diskutieren eine ganze Palette verschiedener Behandlungsansätze und -strategien.

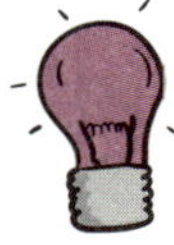

## Chronische Einschränkungen und Sexualität

Dieses Thema kann hier leider nur kurz angerissen werden, doch es ist mir dennoch sehr wichtig, darauf einzugehen. Eine Krankheit, ein Unfall oder eine andere Veränderung, die die gewohnten Formen von Bewegung und damit auch Sexualität unmöglich machen, ist ein Schock. Da die meisten von uns eine bestimmte Form von Sexualität gewohnt sind, kann danach auch das Gefühl entstehen, nie wieder schönen und befriedigenden Sex erleben zu können.

Auch hier lautet die vereinfachte Botschaft: Es ist möglich, einen neuen Zugang zum eigenen Körper, dessen sexueller Erregbarkeit und Lust zu erlernen. Die zehn in diesem Buch beschriebenen Bausteine können dabei ein gutes Hilfsmittel sein. Es ist jedoch in jedem Fall zu empfehlen, sich für diesen Prozess Hilfe zu holen, zum Beispiel in einer Sexualtherapie, manchmal kombiniert mit einer Psychotherapie.*

* Weitere Informationen zu diesem Thema findest du u. a. auf https://www.lilli.ch/behinderungen.

# 14 Er will keinen Sex mehr mit ihr

## Praxisbeispiel: *Maria und Peter*

Maria kam zu mir in die Therapie, weil sie sich nach vielen Jahren in ihrer Beziehung sexuell zurückgezogen hatte und sie die Freude an der Sexualität zurückerlangen wollte. Sie hat fünf Kinder, die bis auf eines schon erwachsen sind. Mit jedem Kind hat sie sich und ihren Körper mehr aus den Augen verloren, und nach dem jüngsten »ging es direkt in die Wechseljahre«. Maria hat viel an sich gearbeitet, sich neue Wege der Erregung erschlossen und ihren Perfektionismus abgelegt, dass sie nur dann Sex haben kann, wenn die Fenster geputzt und die Haare frisch frisiert sind. Sie befriedigt sich inzwischen gerne und oft selbst – etwas, was sie früher nur sehr selten getan hat. Nun möchte sie auch gerne wieder mit ihrem Mann Peter schlafen, doch der macht inzwischen keine Anstalten mehr, sich ihr körperlich zu nähern. Geht die Initiative von ihr aus, findet er Ausflüchte. Für Maria ist der Fall klar: »Ich bin eben alt und schlaff geworden. Und vielleicht wollte ich einfach zu lange nicht.« Außerdem befürchtet sie, dass ihre Vagina für Peters Penis zu weit geworden sei, weil er immer mal wieder, wenn sie miteinander im Bett waren, seine Erektion verloren hat. Sie hat sich nun ganz konkret zum Thema Vaginaverengung informiert. »Damit er sich nicht fühlt wie eine winzige Salami in einer Turnhalle«, witzelt sie traurig und fügt hinzu: »Vielleicht sollte ich mir auch gleich noch die Brüste und das Gesicht machen lassen …«

## Das passiert hier:

Ich sage Maria klipp und klar, dass ich eine Verengung der Vagina – ebenso wie weitere Schönheitsoperationen – bei ihr für eine ganz schlechte Idee halte. Dieser Meinung bin ich nicht nur wegen des mit jeder Operation verbundenen Verletzungsrisikos, wodurch gerade im hochsensiblen Intimbereich wichtige Nerven Schaden nehmen können. Mindestens genauso relevant ist, dass keine Vagina der Welt – auch nach einer entsprechenden OP – so stark ist wie eine Männerhand. Außerdem würde sie so ihr eigenes Selbstwertgefühl sabotieren: Mit den vermeintlichen Korrekturen würde Maria die Annahme zementieren, dass mit ihr etwas nicht stimmt.

Hinzu kommt, dass der Penis mit den Jahren oft weniger empfindlich wird, die Gefäße sind häufig nicht mehr so fit und der Testosteronspiegel des Mannes ist geringer. Das kann dazu führen, dass eine Erektion nicht mehr so gut funktioniert, wenn er älter wird. In solchen Fällen können die Betroffenen lernen, ihren Penis besser zu sensibilisieren, und sich einen Erregungsmodus antrainieren, bei dem die Durchblutung und damit die körperliche Wahrnehmung besser werden. Das befähigt ihn dazu, die Vagina wieder als Erregungsquelle genießen zu können (mehr dazu im Von-Mann-zu Mann-Kasten unten).

Wichtig wäre also auch, dass Maria mit Peter spricht. Seine Lustlosigkeit kann viele Gründe haben. Vielleicht basiert sie auch auf Resignation oder Unsicherheit, weil die beiden über lange Zeit nur sehr sporadisch Sex hatten. Unter Umständen hat er Angst, abgewiesen zu werden, wenn er sich Maria nähert. Oder er glaubt, sie initiiere Sex nur ihm zuliebe, hätte aber kein echtes Interesse daran – was ja lange Zeit auch so war. Möglicherweise hat er Sorge, »seinen Mann nicht stehen« zu können. Vielleicht hat er ein medizinisches Problem, das nicht unbedingt körperlich sein muss – auch eine Depression wirkt sich auf die Libido aus. Hier gibt es also sehr viele »Vielleichts« und »Möglicherweises«. Wenn Maria nicht mit ihm redet, wird sie nicht herausfinden, was davon zutrifft. Die beiden werden sich nur weiter voneinander entfernen.

Der erste Schritt für Maria sollte also Baustein Nummer sechs sein: Konstruktive Kommunikation. So kann das Paar erst einmal Missverständnisse ausräumen. Je nachdem, was sie von Peter erfährt, könnte ein erster Schritt sein, sich wieder allmählich körperlich anzunähern (ähnlich wie ich es auch Charlotte im vorigen Kapitel vorgeschlagen habe – dabei vor allem die Punkte 3. und 4.).

Im Gespräch kann aber auch herauskommen, dass Peter tatsächlich ein Problem hat, das er zunächst für sich allein angehen sollte. Und damit übergebe ich insbesondere für meine männlichen (Mit-)Leser wieder an meinen Kollegen Frank:

**Von Mann zu Mann (Tipps von Frank Mielke)**

Wenn du keine Lust mehr hast, mit deiner Partnerin oder deinem Partner Sex zu haben, kann es verschiedene Gründe dafür geben. Vielleicht hast du Angst, keinen mehr hochzukriegen, weil der Mensch an deiner Seite sich im Laufe der Jahre verändert hat und dich nicht mehr so unmittelbar optisch anmacht – im Sinne von sexuell entflammt –, wie es zu Beginn eurer Beziehung der Fall war.

Die Angst, keine Erektion zu bekommen, entsteht meistens aus einem Leistungsgedanken an die eigene Sexualität. Sexualität ist aber kein Wettbewerb und auch keine Dienstleistung an dem oder der anderen, sondern soll deinem Vergnügen und

Wohlbefinden dienen. Das heißt aber nicht, dass du dieses nun bei einer anderen, neuen Person suchen solltest. Damit würdest du vielleicht vorübergehend wieder besser »funktionieren«, aber nur so lange, bis auch die Zündfunken dieser äußeren Anregung sich mit der Zeit abnutzen. Langfristig bleibt das Problem gleich: Du suchst im Außen nach einer Lösung, die du viel nachhaltiger in dir selbst finden kannst.
Hier schlage ich dir zwei Herangehensweisen vor. Erstens: Entdecke den Menschen an deiner Seite neu. Und zweitens: Erkunde dich selbst und erweitere deine Erregungsmuster.

1. Für die erste Herangehensweise schlägt der Sexualtherapeut Michael Sztenc eine sehr schöne Übung vor, die ich hier kurz in meinen eigenen Worten skizzieren möchte:*

Nimm dir etwas zur Hand, was du besonders lecker findest, zum Beispiel eine Süßigkeit wie Schokolade (oder was du eben gerne magst: Lakritz, Kekse, Kuchen, Obst ...). Du brauchst für die Übung mindestens zwei kleine Stückchen davon.
Das erste Stückchen steckst du in den Mund, kaust ein-, zweimal und schluckst es herunter. Frage dich anschließend, wie du dich dabei gefühlt hast und was du geschmeckt hast.
Das zweite Stückchen legst du erst einmal vor dich hin. Deine Aufgabe ist nun, es mit allen Sinnen zu erkunden.
Mach vielleicht Musik an, die du erotisch und anregend findest (Sztenc schlägt als Schokoladen-Begleitmusik passenderweise *You sexy thing* von Hot Chocolate vor).
Befühle es und mach dabei auch mal die Augen zu: Wie ist die Beschaffenheit? Schön glatt? Hat es eine Struktur? Wo fühlt es sich besonders appetitanregend und gut an?

* Mehr dazu in seinem Buch *Klappt's? Vom Leistungssex zum Liebesspiel – ein Übungsbuch für Männer* (Michael Sztenc, Hirzel Verlag).

Beschnuppere es und sauge den Duft tief ein: Wie ist das Aroma?
Schau dir das Stückchen nun voller Begehren an. Stell dir vor, wie du es dir gleich zu Gemüte führen wirst. Sprich mit ihm: Gleich nehm ich dich, du süßes Ding!
Leg das süße Stück nun auf deine Zunge. Lass es dort langsam zergehen und koste bewusst alle Aromen.
Drücke es an deinen Gaumen und genieße weiter, bevor du schließlich »mit deinen Zähnen in den zarten Schmelz« eindringst, das Stückchen »nimmst« und herunterschluckst.
Anschließend reflektierst du erneut über dein Erlebnis. Vermutlich hat es sich grundsätzlich anders angefühlt.
Nun kommst du erst zum Eigentlichen: Genauso wie die Schokolade erkundest du nun deine Partnerin oder deinen Partner. Nicht mit dem Ziel, eine Erektion zu bekommen oder unbedingt Sex zu haben. Es geht erst einmal wirklich ums Neuentdecken und Neugenießen lange nicht mehr oder häufig übersehener Seiten.

2. Um dich selbst zu erkunden und neue Erregungsmuster zu schaffen, die dich und deinen Penis in die Lage versetzen, auch mit veränderten »Außenbedingungen« zurechtzukommen, experimentiere zunächst in der Selbstbefriedigung. Arbeite dabei nicht auf einmal an allen oder mehreren der folgenden Punkte. Es geht hier darum, deine Erregungsmuster nach und nach – über Wochen und Monate – zu erweitern:

Wenn du deinen Penis bisher mit der Hand rubbelst, beginne erst einmal wie immer. Probiere dann aber, Gleitmittel einzusetzen. Dadurch wird der Widerstand geringer. Wie fühlt sich das an? Was passiert mit deiner Erregung? Änderst du deine Bewegungen?
Bei der nächsten Selbstbefriedigung rubbelst du im Stehen – wieder mit Gleitmittel. Lass deine Hand dabei etwas lockerer

als sonst. Versuche, den Penis mit deinem Körper in die Hand zu bewegen, statt mit der Hand zu rubbeln. Was geschieht mit deiner Erregung? Kannst du sie modulieren, indem du deine Bewegung etwas veränderst? Zum Beispiel etwas mehr links oder rechts in deine Hand hineinstößt? Oder indem du die Hüften kreisen lässt? Schließlich kannst du wieder zum gewohnten Rubbeln übergehen.

Beim nächsten Mal lässt du die Hand noch lockerer und bleibst länger dabei, den Penis mit deinem Körper in die Hand zu bewegen. Versuche zunehmend, dir über diese Bewegung Reibung – und damit Erregung – zu holen. Wenn es nicht mehr geht, rubble wieder.

Hast du bisher den Po vor- und zurückgeschoben, um den Penis in der Hand zu bewegen, teste nun, stattdessen dein Becken vor- und zurückzukippen. Das ist die Beckenschaukel, lies dazu gerne einmal in »Baustein Nummer vier: Beckenboden und Beckenschaukel«. Sie beinhaltet für Frauen und Männer grundsätzlich die gleiche Bewegung.

Experimentiere mit der Beckenschaukel in unterschiedlichen Stellungen und lass die Hand mit der Zeit immer lockerer. So lange, bis du gelernt hast, dir über die Bewegung deines Beckens Erregung zu holen.

## So ging es weiter:

Maria scheut sich zunächst mit Peter zu sprechen, tut es nach einigem Zögern aber doch. Zum ersten Mal seit Langem kommt »Eingemachtes« auf den Tisch. Zuvor war das Paar zwar nicht sprachlos, ist aber um heikle – oder heikel gewordene – Themen wie Sex immer geschickt herumnavigiert. Dabei erfährt Peter erst, welche Art Therapie Maria bei mir gemacht hat, bisher dachte er, sie sei in Psychotherapie (die ich ja auch anbiete). Maria fragt, ob er nicht Lust hätte mitzukommen, und er entgegnet: »Na gut.«

Ich mache mit den beiden unter anderem eine Paarübung, die ursprünglich in den Siebzigerjahren von den bekannten Sexualtherapeuten William Masters und Virginia Johnson (Masters & Johnson) unter dem Namen »Sensate Focus« entwickelt worden ist. Meine wichtigste sexualtherapeutische Basis, der Ansatz des Sexocorporel, bezieht sich in abgewandelter Form darauf. Dabei wird der Schwerpunkt auf die Autozentrierung gelegt, also das, was du in diesem Buch unter »gesunder Egoismus« in Baustein Nummer fünf kennengelernt hast. Dort hatte ich dir bereits eine Übung vorgestellt, die lose an den Sensate Focus angelehnt war.

Ich schlage Maria und Peter verschiedene Übungen für zu Hause vor, bei denen sie sich stufenweise aneinander annähern. Zunächst berühren sich beide bekleidet und ohne sich sexuell zu erregen. Das wird immer weiter modifiziert, bis hin zum gemeinsamen Sex/Geschlechtsverkehr. Bei den Aufgaben gibt es eine klare Rollenverteilung: Ein Part legt sich jeweils hin und wird vom anderen berührt. Dabei folgt der Berührende allein seinem Gefühl und nicht den Erwartungen, was der anderen Person wohl gefallen könnte. Die/der andere hat die Aufgabe, sich die Berührung möglichst angenehm zu machen – zum Beispiel durch Bewegung – und sich nur zu melden, wenn etwas wirklich unangenehm ist. So werden Missverständnisse und Vorurteile aufgelöst und Ängste, sich körperlich anzunähern, mehr und mehr abgebaut. Beide lernen sich selbst und den/die andere und dessen/deren Körper neu und grundlegender kennen.

Auch Maria und Peter finden so nach und nach zu einer erfüllenden gemeinsamen Sexualität zurück – und Maria spart sich die Ausgaben für einen plastischen Chirurgen.

# 15 Sie liebäugelt immer wieder mit dem Fremdgehen

## Praxisbeispiel: *Tina*

Tina ist nicht bei mir in Therapie, sondern hat ein einmaliges Beratungsgespräch mit mir vereinbart, weil sie sich mit einer neutralen Person austauschen möchte. Sie hat ein Problem, das ihr sehr auf den Nägeln brennt, möchte aber nicht im Freundeskreis darüber reden, damit es nicht den Weg zurück zu ihrer Partnerin findet. Die beiden sind seit knapp drei Jahren ein Paar. Tina ist aufgefallen, dass sie sich in jüngster Zeit vermehrt von anderen angezogen fühlt, obwohl sie sich ihrer Beziehung »eigentlich sicher« zu sein glaubt. Doch seit einiger Zeit flirtet sie bei jeder Gelegenheit und ein paarmal war sie kurz davor, fremdzugehen, hat sich dann aber immer wieder »im letzten Augenblick zur Vernunft gerufen«. Sie fragt sich, ob sie bestimmte Seiten an sich verdrängt und ob es sinnvoll wäre, sich ihre Fremdgeh-Fantasien genauer anzuschauen. Sind sie ein Symptom dafür, dass etwas nicht stimmt? Muss sie ihre Sehnsüchte ausleben? Sie ist Anfang dreißig, möchte mit ihrer etwas älteren und erfahreneren Partnerin bald eine Familie gründen und nicht plötzlich aus der Beziehung ausbrechen müssen. Zugleich vermisst sie das Verliebtheitsgefühl, das sie noch nicht oft erlebt hat, weil sie bislang wenige Beziehungen hatte.

## Das passiert hier:

Tina macht die Erfahrung, dass ihre Beziehung nicht all ihre Bedürfnisse abdecken kann. Das wird für sie umso greifbarer, je ernsthafter die Partnerinnen diskutieren, Kinder zu bekommen – was Tina sich sehnlichst wünscht.

Das ist nicht ungewöhnlich. Auch andere Menschen können neben dem Partner oder der Partnerin anziehend sein und wir spüren ein Prickeln im Bauch, wenn sie uns anlächeln. Das bedeutet nicht, dass wir diese Person für unser Glück brauchen. Auch nicht, wenn wir von ihr träumen und davon fantasieren, Sex mit ihr zu haben. Das ist völlig normal und liegt unter anderem daran, dass wir immer mehrere Anziehungscodes haben – also Eigenschaften und Dinge, die wir sexuell attraktiv finden –, als eine einzige Partnerin (oder ein einziger Partner) überhaupt in sich vereinen kann. Eine Partnerschaft ist darum immer auch ein Kompromiss, es gibt stets Anteile in uns, die nicht gelebt werden. Beruht Tinas Beziehung auf der Vereinbarung, dass Monogamie von den Partnerinnen gefordert ist, muss sie entscheiden: Bin ich bereit, dauerhaft auf bestimmte Dinge, Erlebnisse und Gefühle zu verzichten? Dinge, die vielleicht kurzfristig interessanter und spannender aussehen und prickeln?

Doch Monogamie ist nicht die einzige Möglichkeit, eine Beziehung zu leben. Es ist durchaus erlaubt, mit der Partnerin oder dem Partner zu besprechen, wie man es mit der Treue handhaben möchte. Auch immer wieder neu. Vielleicht ist eine offene Beziehung denkbar? Oder die Beteiligten vereinbaren erlaubte Ausnahmen von der grundsätzlichen Regel der Monogamie. Viele Paare treffen zum Beispiel Regelungen wie diese: Wenn etwas mit jemand anderem passiert, gefährdet das die Beziehung nicht, solange es nicht im Freundeskreis passiert, du es mir nicht erzählst und es bei einer einmaligen Sache bleibt. Erzählt werden muss ein Seitensprung dann erst, wenn Gefühle im Spiel sind und der Wunsch besteht, sich wiederholt zu treffen. Oder: Fremdknutschen unter Alkoholeinfluss ist erlaubt. Oder: Wenn du einmal im Jahr für ein Wochenende wegfährst, kannst du machen, was du willst. Oder: Im Karneval ist Sex mit anderen in Ordnung. Jedes Paar kann hier eigene Vereinbarungen treffen. Dabei sollten allerdings beide von der getroffenen Vereinbarung überzeugt sein und nicht nur mitmachen, weil die oder der andere sonst die Beziehung beenden würde – das wäre ein direkter Weg in den Herzschmerz.*

Tina und ihre Partnerin gehören zur Mehrheit der Paare, die zu Beginn ihrer Beziehung übereingekommen sind, monogam leben zu wollen. Das möchte Tina »grundsätzlich beibehalten«, denn sie findet den Gedanken unerträglich, dass sie ihre Partnerin wegen einer potenziellen Untreue verlieren könnte. Ebenso kann sie es sich nicht vorstellen, ihrer Partnerin die Freiheiten zu gewähren, Sex mit anderen zu haben: »Das würde mich vor Eifersucht umbringen.« Eine offene Beziehung ist für sie deshalb »völlig ausgeschlossen«. Aus diesem Grund bereiten ihr ihre Fremdgeh-Fantasien ein so schlechtes Gewissen. Als ich ihr sage, dass Fantasien und auch ausgedehnte Tagträume vom Sex mit anderen völlig normal und in Ordnung sind, entlastet sie das bereits. Ich finde

* Wer für sich neue Perspektiven und unkonventionelle Wege finden möchte, mit Treue, Untreue, Affären, Fremdgehen und offenen Beziehungen umzugehen, aktuell in einer Affäre oder Fremdverliebtheit steckt oder betrogen wurde/wird, dem lege ich das Buch des Psychologen und Beziehungstherapeuten Ulrich Clement *Wenn Liebe fremdgeht* ans Herz (Ullstein). Sehr beeindruckt hat mich in diesem Zusammenhang auch das Buch der Psychologin und Paartherapeutin Esther Perel *Was Liebe aushält* (HarperCollins) (alternativer Titel desselben Buches: *Die Macht der Affäre – warum wir betrügen und was wir daraus lernen können*).

es wichtig, dass über das Thema Treue gesprochen werden kann und nicht einfach stillschweigend Annahmen getroffen werden.

## So geht es weiter:

Tina meldet sich noch einmal bei mir, um sich etwas von der Seele zu reden. Sie hatte gute Vorsätze, doch dann ist es auf einer Geschäftsreise passiert: Sie ist mit einem Flirt im Bett gelandet. Es war bei Weitem nicht so toll, wie sie es sich ausgemalt hatte, das Träumen war viel besser. Nun hat sie große Angst davor, ihrer Partnerin davon zu erzählen. Sie will die Beziehung mit ihrer Untreue »nicht belasten«. Zugleich sehnt sie sich danach, ihr Gewissen zu erleichtern und den Seitensprung verziehen zu bekommen. Doch die große Angst, ihre Partnerin zu verletzen und die Beziehung damit zu riskieren, überwiegt. Deshalb hat sie sich entschlossen zu schweigen.

Ich bespreche verschiedene Sichtweisen mit ihr. Darunter die Perspektive, aus der heraus sie selbstsüchtig handelt: Ihr war völlig bewusst, dass ihre Partnerin Fremdgehen ablehnt, und sie hat es dennoch getan. Das heißt, Tina hat bewusst gegen die Beziehungskonventionen verstoßen. Wenn sie nicht erzählt, was geschehen ist, lässt sie ihrer Partnerin nicht die Möglichkeit, für sich zu entscheiden, ob sie Konsequenzen daraus ziehen will. Ich berichte Tina, dass die meisten Menschen, die betrogen werden und dies eines Tages herausfinden, gar nicht so sehr den Betrug an sich verletzend finden, sondern an der Lüge verzweifeln, dass sie monate- oder sogar jahrelang belogen wurden.

Dennoch gibt es in Tinas Situation kein eindeutiges »Richtig« oder »Falsch«. Denn natürlich würde ein Geständnis die

Partnerschaft erschüttern und die Partnerin wahrscheinlich schwer verletzen. Ist der Seitensprung tatsächlich gefühlsmäßig vollständig abgehakt und passé – ein wirklich einmaliger Ausrutscher –, kann es unter Umständen unverhältnismäßig erscheinen, deswegen eine langjährige glückliche Beziehung zu riskieren. Dann muss Tina sich aber auch verhalten, als wäre nichts passiert und mit ihrem schlechten Wissen dauerhaft allein zurechtkommen. Ob sie das kann und will, muss sie herausfinden. Außerdem besteht natürlich auch die Möglichkeit, dass Tinas Fremdgehen ohne ihr Zutun auffliegt – dann könnte der angerichtete Schaden noch größer sein. Tina muss also für sich abwägen, diese Entscheidung kann ihr niemand abnehmen.

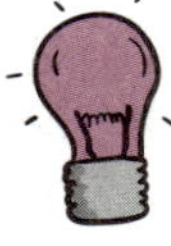

### Fremdgehen aus sexologischer Sicht

Fremdgehen und alles, was damit verbunden ist – wie etwa heimliche Treffen und die Vorbereitung darauf –, ist meist mit viel Aufregung verbunden, und die mündet leicht in sexuelle Erregung. Beim Fremdgehen braucht es dafür keine tiefen Gefühle fürs Gegenüber. Die durch das Szenario hergestellte Aufregung entlädt sich ohne viel Mühe sexuell. Der oft in festen Beziehungen bestehende Anspruch, auch emotional für die andere Person da sein zu wollen oder zu müssen, ist nicht relevant, das entlastet zugunsten der sexuellen Erregung. Das gilt auch für Fantasien vom Fremdgehen. Eine feste Partnerschaft erscheint all dem gegenüber oft weniger prickelnd. Verbindlichkeit, Treue und Vertrauen spielen hier vor allem auf der emotionalen Ebene eine größere Rolle. Personen, die darunter leiden, dass sie nur beim Fremdgehen ihr Gegenüber begehren, können häufig emotionale Erregung nicht mit sexueller Erregung verknüpfen. Dann wird das Fremdgehen zur Anziehungskraft. Darum fühlen sich viele

Menschen dann nicht mehr in der Lage, in ihrer langjährigen Beziehung sexuell erregt zu werden – auch wenn sie sich danach sehnen. Nur wenn sie Fremdgehen inszenieren – gedanklich oder tatsächlich –, empfinden sie Lust, ein Erregungsmuster hat sich etabliert. Das kann zu einem Gefühl der Hilflosigkeit in der Beziehung führen. Ein Ausweg kann hier im Erlernen neuer Erregungsmuster liegen, die in diesem Buch ausführlich beschrieben werden. Dabei kann sich die Emotionalität mit der sexuellen Erregung verbinden, weil durch die Verwurzelung der Erregung im Körperlichen eine Unabhängigkeit von äußeren Szenarien entsteht.

# Das schönste Nachspiel …

… ist es, Arm in Arm dazuliegen und entspannt miteinander zu reden. Ein schönes Ritual.

Darum möchte ich auch dieses Buch so beenden. Es hat mir große Freude gemacht, es zu schreiben, und ich hoffe, auch dir hat das Lesen Spaß gemacht und du kannst etwas für dein Liebesleben mitnehmen. Manchmal reicht schon ein kleiner Impuls für tiefgreifende Veränderungen, in anderen Fällen ist längeres Experimentieren und Üben angesagt. In jedem Fall gilt: Du kannst immer etwas verändern, und es lohnt sich definitiv, am Ziel »erfüllte Sexualität« dranzubleiben.

Vielleicht hast du im dritten Teil des Buches dein spezifisches Problem vermisst. Das kann gut sein, denn die Schwierigkeiten, auf die Menschen beim Sex stoßen können, sind so vielfältig wie unsere Persönlichkeiten, und ich habe hier fünfzehn besonders typische Probleme herausgepickt. Aber wahrscheinlich hast du trotzdem verstanden, worum es geht: Wenn du die zehn Bausteine einer erfüllten Sexualität einmal abklopfst, wirst du schnell merken, wo es bei dir und/oder in deiner Partnerschaft wackelt. Du hast hier verschiedene Lösungsansätze kennengelernt, die du erst einmal selbst ausprobieren kannst. Es ist aber auch völlig in Ordnung, wenn du dir zusätzlich Hilfe holen möchtest, zum Beispiel in einer Sexual-, einer Paar- oder einer Psychotherapie.

Am Ende dieses Buches findest du einen Hinweis auf die

Beratungsseite lilli.info, wo du zusätzliche hilfreiche Informationen finden kannst. Zudem gebe ich im Laufe dieses Buches an den jeweils passenden Stellen zahlreiche Empfehlungen und Tipps zum Weiterlesen.

Nun bleibt mir nur noch, dir viel Vergnügen zu wünschen, denn du weißt ja: Guter Sex ist Übungssache!

Herzlichst
*Dania Schiftan*

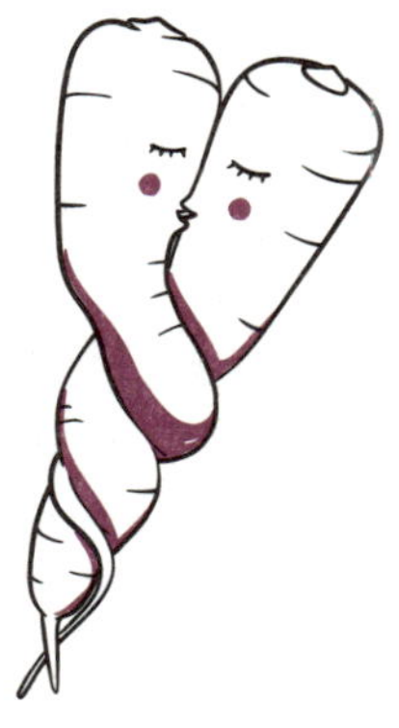

# Dank

Der Erfolg meines ersten Buches *Coming Soon – Orgasmus ist Übungssache* hat alle meine Erwartungen übertroffen. Ich danke allen Leserinnen und Lesern, die das ermöglicht haben und damit zeigen, wie groß der Bedarf ist, mehr über Sexualität zu lernen.

Ein großer Dank geht an den Piper Verlag und insbesondere meine Lektorin Anja Hänsel für das Vertrauen, das sie mir entgegenbringen, und für die Freude, die sie an meiner Arbeit zeigen. Ich bin sehr glücklich darüber, dass sie ein zweites Buch mit mir publizieren und mir so die Möglichkeit geben, weitere Aspekte von Sexualität aufzuzeigen und zugänglich zu machen.

Ein besonderer Dank gilt auch all meinen Patientinnen und Patienten dafür, dass sie mich immer wieder inspirieren und fordern und mir aufzeigen, mit welchen Fragen sich Menschen beschäftigen. Ich danke auch meiner Familie, meinen Freunden, meinen zahlreichen Begleiterinnen und Begleitern, Therapeutinnen und Therapeuten, die mich alle immer wieder auf unterschiedliche Art und Weise herausfordern. So erschließen sich mir immer wieder neue Blickwinkel, und ich kann mich weiterentwickeln.

Mein ganz besonderer Dank gilt meinem Mann Michael und meinen beiden Kindern für ihre unermüdliche Unterstützung und Liebe.

Ich bedanke mich bei meinem Kollegen und Freund Frank

Mielke für seine befruchtende Mitarbeit an diesem Buch. Annette Bischof-Campbell danke ich für ihre fachliche Unterstützung und die Zeit, die sie sich für die Korrektur des Buches genommen hat (https://www.zismed.ch/team/annette_bischof-campbell/). Merci an die Neurowissenschaftlerin Dr. Daniela Galashan für ihre erhellenden Impulse zur Funktionsweise des Nervensystems. Auf ihrem Instagram-Account *@liebeundhirn* teilt sie viele überraschende und hilfreiche wissenschaftliche Erkenntnisse – eine absolute Empfehlung.

Ein besonderer Dank geht an Stella Bongertz für die wunderbar leichte und erfüllende Zusammenarbeit. Stella war für mich die perfekte Ergänzung, sie hat es verstanden und ermöglicht, das Buch so zu gestalten, wie ich es mir ausgemalt hatte. Und sie hat mich immer wieder daran erinnert, dass wir nicht perfekt sein und alles können müssen. Es ist viel wertvoller, die eigenen Grenzen zu kennen und zu akzeptieren und eine Zusammenarbeit mit jemandem einzugehen, der die eigenen Fähigkeiten komplettiert.

# Was ist *lilli.info*?

Seit 2015 mache ich bei Lilli mit, einer Website, die von meiner Kollegin Annette Bischof-Campbell geleitet wird. Ich finde Lilli ein sehr überzeugendes Angebot, das ich allen Menschen mit Fragen zur Sexualität nahelegen möchte.

lilli.info spricht Menschen aller Altersgruppen und Geschlechter an, die Anliegen haben rund um die Themen Sexualität, Verhütung, Beziehung, Gewalt, Körperfragen und persönliche Probleme. Das Online-Angebot ist niederschwellig, kostenlos und anonym. Du kannst deine Fragen ohne Angabe deines Namens oder einer Mailadresse in einem Online-Formular stellen. Sie werden von Ärztinnen, Psychologen, Psychotherapeutinnen und Sexualtherapeuten beantwortet. Außerdem kannst du sämtliche Inhalte der Online-Beratungen der letzten drei Jahre lesen und dich durch über fünfhundert Texte mit zahllosen Infos und Tipps schmökern.

Das Kernziel unseres Angebots ist die Prävention von Gewalt und die Förderung sexueller Gesundheit. Die Unterstützung des sexuellen Lernens ist ein weiterer Grundbaustein unserer Arbeit. Wir geben daher sehr konkrete Tipps zum sexuellen Üben. Diese Tipps fundieren auf dem sexualtherapeutischen Ansatz des Sexocorporel. Unsere offene Haltung zur Sexualität wird sehr begrüßt. Täglich besuchen oft über zehntausend Menschen lilli.info.

Es gibt unser Angebot seit 2001. Lilli ist eine unabhängige, steuerbefreite Non-Profit-Organisation und finanziert sich mit Spenden von Stiftungen, Kantonen, Gemeinden, Kirchengemeinden und Privatpersonen. Damit das niederschwellige und kostenlose Angebot weiter bestehen kann, sind wir jedes Jahr erneut auf die Großzügigkeit der Spenderinnen und Spender angewiesen.